나를 알게 하는

재미있는

체질

이야기

나를 알게 하는 | 재미있는

체질이야기

머 리 말

　　우주는 해와 달이 있고 수없이 많은 별들이 하늘을 덮고 있음으로 아름답듯이 지구는 사람과 각종의 동, 식물이 함께 공존함으로 가치를 가지는 것이다. 촘촘히 박혀 밤하늘을 아름답게 수놓는 별들이 보통 사람들에게 무슨 유익을 주는가 하지만 별이 있음으로 밤하늘이 아름다운 것처럼 서로 무리를 지어 조화롭게 살아가는 사람들의 모습으로 세상은 아름다워 진다.

　　해와 달이 역할을 달리하여 낮에는 만물을 충실하게 하고 낮의 에너지로 밤은 조용히 성장을 이루어낸다. 이처럼 낮과 밤의 회전에 의하여 발생된 순수한 모습의 모든 것을 자연이라고 하며 우리는 이 속에 구속되어 살아가고 있다. 보이는 것과 볼 수 없는 것은 인간의 몸과 마음이 되고 늘 밟고 사는 흙에서 자라는 수곡을 변화시키는 비장에 의하여 우리의 몸통이 되었다. 물로서 자라는 나무와 풀들은 간(肝)이 되어 피를 저장하고 차고 더운 기운을 품는 돌들처럼 폐는 공중에 보이지 않는 공기를 흡입하여 기(氣)를 생산한다. 하늘에서 내린 비가 온 땅을 적시 듯 중앙에 있는 심장은 몸의 곳곳으로 피를 보내기 위하여 쉬지 않고 펌프질을 계속함으로 생명이 유지된다.

하늘에서 내린 비는 대지를 적시며 강과 호수로 흘러들어 고이며 다시 증발하여 비가 되어 내리 듯이 신장으로 들어 온 피는 걸러져서 재생되고 노폐물은 방광으로 들어와 몸 밖으로 배출된다. 대자연의 순환이 우리의 몸속에서 온전한 모습으로 이루어지고 있는 것이다. 우리가 일상으로 접하는 만물이 생성과 소멸을 반복하지만 언제나 같은 모습으로 자리를 지키는 듯 보이는 것은 앞서 있었던 것들이 없어진 것이 아니라 뒤의 것들에게 자리를 물려주었을 뿐이기 때문이다. 정(精)은 자식이 부모가 되는 윤회(輪廻)의 틀에 의하여 지켜지고 신(神)은 연속된 창조의 과정에 의하여 물질과 문명의 발전을 거듭하여 오늘에 이르렀다.

그러나 물질의 풍요는 시간을 빼앗아 가고 마음의 풍요는 더 많은 소유를 갈망하게 되어 여유로움의 본질인 공존의 미덕이 사라지고 억압과 통제의 부자유가 그 자리를 차지하여 아픔으로 메우고 있다. 만물은 제공된 장소에서 먹고 입음으로 존재할 수 있는데 만물이 경쟁하지 않을 수 있겠는가. 경쟁이란 상대가 있음으로 이루어지는 것으로 죽여 없앤다면 경쟁 또한 없는 것이다. 주어진 환경에서 생존하면서 경쟁하기 위하여 스스로 먹고 입는 방법과 모습을 다르게 하는 것은 상대를 배려하기 때문이다. 오동나무가 땅 아래 깊숙이 뿌리를 내리는 것은 지표를 덮듯이 뻗어나가는 다른 뿌리들에게 영향을 주지 않기 위함이 아닌가. 이와 같이 배려하는 마음은 스스로의 풍요를 가져온다. 성정이란 타고나는 것이다. 피아노와 기타는 같은 현악기임으로 다루는 사람에 따라서 유사한 소리를 내게도 할 수 있겠지만 다른 악기이다. 또한 연주하는 사람에 따라 아름다움과 조화로움으로 감미로운 소리를 만들어 내기도하고 거친 소음을 만들 수도 있다. 아무리 아름다운 미모와 총명한 머리를 가진 사람이라 할지라도 자신의 발전을 위하여 한시도 게을리 할 수가 없다. 만물은 시간의 경과로 옛것이 되어 쓸모없이 되거나 추억이 되고 만다.

아이가 엄마의 배에서 10개월이면 나와야 하고 1년이 지나면 젖 대신 밥을 먹어야 하듯이 모든 일에는 적정한 시기가 있다. 젖에 영양분이 많다고 계속 먹지도. 먹일 수도 없는 것이다. 유치원에서 대학까지 학문의 연마에 열심을 다하여야 하는 때가 있는가 하면 생업을 위하여 희생이 필요할 때가 있고 사업의 성공을 원한다면 시기의 선택에 밝아야 할 것이다. 자신은 물론 가족의 체질을 알아야 하는 것은 자녀양육의 방법을 체질에 따라 달리 해야 하고 부부간의 소통 방법에 차이가 있기 때문이다. 체질을 모르고 하는 일방적인 노력은 고양이가 쥐 생각하는 꼴이 되지 않겠는가.

이와 같이 체질은 우리의 일상생활의 전 부
분에 깊은 영향을 끼치고 있다. 각종의 짐승들의 먹이가 다르듯
이 사람도 체질에 따라 음식물을 달리하는 것은 자연스러운 것
이며 잘 삭혀내는 것과 더디게 삭혀내는 즉 소화의 속도가 몸속
에서 차이를 나타낸다. 이 책은 오직 체질로 인하여 생기는 여
러 일들에 지혜롭게 나아가는 힘이 되기를 바라는 마음에서 서
술하였다. 오늘날의 우리의 삶 가운데 가장 우려되는 것은 동,서
양의 건강학적 접근법의 차이가 우리민족의 고유한 사고(思考)까
지 혼란을 야기하는 일이다. 3재(天,人,地)와 음양(陰陽)의 중심에
서 우리민족의 세상을 바라보는 오랜 역사적 전통이 생겨났다.
이 책은 인간생활의 순수함과 고유한 방식을 다듬어 이를 영위
해온 가치의 바탕위에서 기술하여 이해의 열매를 수확하고자하
는데 목적을 두었다. 생존본능으로 직시하는 세상은 지혜의 산
물들이며 그 시간은 길수록 짙은 향기를 낸다. 우리민족의 향기
가 온 세상을 구하는 결실의 도구가 되기를 소망한다.

2014년 5월 25일

사명대사 비석 옆에서　平石 홍 기 근

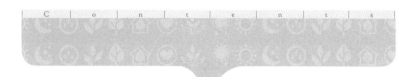

차 례

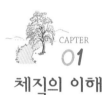
나를 알게 하는 재미있는 체질이야기

나를 알게 하는 재미있는 체질이야기

CAPTER
02

질병의 치료 185

CAPTER
03

건강한 삶 ·· 239

CAPTER 01
{ 체질의 이해 }

태양인

체형의 특징 ▶ 여러 가지 체형이 있는데 이는 마치 아열대지역에는 여러 종류의 동·식물들이 분포되어 있는 것과 같다.

음식물 ▶ 밥으로는 일반쌀과 보리쌀을 섞어서 먹고 반찬은 채소류를 섭취하고 과일을 많이 먹는 것이 좋다.

소양인

체형의 특징 ▶ 눈과 눈 사이가 가까워 집중력이 뛰어나다. 이는 사계절이 뚜렷한 온대지역의 계절적 변화에 적응하기 위함이다.

음식물 ▶ 밥으로는 일반쌀과 보리쌀을 섞어서 먹고 카레나 전분이 많이든 음식을 피해야 한다. 반찬은 돼지고기나 미나리처럼 찬 성질의 동식물이 좋다.

태음인

체형의 특징 ▶ 부드러운 인상이며 하체가 실하다. 이는 지표면의 온도가 낮은 한대지역에 적응하기위함이다.

음식물 ▶ 밥은 찹쌀과 보리쌀에 견과류를 넣은 혼식이 좋다. 반찬은 고기와 뿌리채소를 위주로 하는 것이 좋다.

소음인

체형의 특징 ▶ 날렵하고 민첩하며 유연한 체형으로 이는 열대지역의 높은 온도에서 나타나는 습도의 변화에 적응하기 위함이다.

음식물 ▶ 밥은 찹쌀과 일반쌀을 섞어서 먹는 것이 좋고 보리 쌀은 피해야 한다. 반찬은 뿌리채소나 닭고기와 같은 따뜻한 성질의 동식물이 좋고 생강과 파와 같은 향기가 나는 양념을 사용하는 것이 좋다.

체질의 이해

01 "체질의 보편적 이해"

1 체질이란?

각 사람에 따라서 아픔의 빈도수가 많은 부위와 그 증상이 각각 다르게 나타나는데 이러한 것들을 정리해보면 특징이 있고 사람에 따라 각각의 그룹을 이루고 있음을 보인다.

복부주위가 잘 아픈 사람과 허리가 잘 아픈 사람 가슴이 답답함을 호소하는 사람과 목구멍에 가래가 있는 듯한 느낌 때문에 캑캑 거리고 축농증이 있는 사람의 모습으로 나누어진다. 어떤 사람은 조금만 더운 곳에 가면 얼굴이 붉어지고 화끈거려 힘들어 하지만 반대로 전혀 느끼지 못하고 오히려 더 따뜻했으면 하는 모습도 보게 된다.

그래서 사람에 따라 "나는 열이 많은 사람이야", "나는 몸이 찬 사람이야" 하며 스스로 정하고 의사에게 확인을 그친 후에 평생의 기준으로 생활하는 분들도 있다.

결국 열이 많은 사람, 찬사람, 보통사람, 보통 찬 사람으로 구분됨을 알 수 있다. 또 목소리를 들어보면 부드럽게 들리며 맑은 소리가 나고 고함 소리 조차도 크게 느껴지지 않는 부류와 목소리에 쇠 소리가 섞인 듯하고 성을 잘 내며 고함 소리가 귀청을 아프게 할 정도로 크게 나기도 하고 몸집에 비하여 유독 목소리가 가는 사람의 부류도 있다.

이러한 모습들은 인체의 구조에서 비롯되고 이것을 체질이라 하며 이 같은 각자의 체질을 이해함으로서 병의 근본 원인이 되는 평소의 약한 부위를 알고 잘 단련시켜 항상 건강한 몸으로 보호하고 유지시켜야 할 것이다.

이세상의 모든 동식물은 특유의 체질을 가지고 있다. 예를 들면 부추(정구지)의 거름은 나무나 풀 등의 타고난 재를 사용하지만 상추는 닭똥이나 각종 퇴비를 거름으로 사용하고 미나리는 물속에서 재배되고 콩 종류는 다소 건조한 땅에서 재배하며 검은 콩은 그늘진 곳이 좋고 그 외의 콩들은 양지가 좋다. 참나무는 매우 딱딱한데 이것은 그 식물이 가지고 있는 체질에 있다 할 수 있을 것이다. 즉 현대 서양의 용어를 빌려 나타내면 크게 알카리토양 혹은 산성토양으로 나뉘어 각각의 토양에서 자라는 식물이 다르며 또 순수한 알카리 만을 원하지 않고 중성토양에서 잘 자라는 식물들이 또한 있다. 사람 역시도 부모가 양인과 양인의 사이에서 난 모습의 사람과 음인과 양인의 사이에서 난 사람의 모습이 같은 체질이라 하더라도 그 모습을 조금씩 달리한다. 이로서 체질의 구분이 단순하지 않는 여러 모습들이 생겨나게 된다.

② 체질의 형성

지구상에는 많은 종족이 어울려져 살아가고 있는데 고통수단의 발달로 부(富)를 쫓아서 옮겨 다니기도 하는 등 여러 가지 사유로 더욱 뒤섞여 가고 있는 실정이며 세월이 지날수록 더욱 심화되어 갈 것이다.

먼 옛날에는 각자의 체질에 따라 열대 아열대 온대, 한대지방에 분포되어 생존하여 왔지만 오늘날에는 체질적인 여러 문제들을 극복하거나 무시하면서 뒤섞여 삶을 영위하고 있다. 흑인이 추운지방에서 살아도 별 이상하게 생각되지 않는 세상에 살고 있지만 이로 인하여 지나치게 비만하거나 허약한 모습으로 체질에 따른 아픔의 빈도수는 증가하고 있는 실증이다. 이의 해결책으로 현대인들의 상당수는 한두 가지의 약을 상복(常福)하고 있음을 싶게 볼 수 있다. 그러나 약은 음식처럼 매일 먹는 것이 아

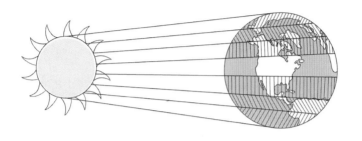

• 아열대지역: 태양인   • 온대지역: 소양인
• 한대지역: 태음인   • 열대지역: 소음인

니고 아픔을 물리치기 위하여 일정기간 투여하는 것일 뿐이다. 그러나 고혈압과 같은 대부분의 성인병의 약은 평생 먹어야 하는 것들이다. 이처럼 이제 약의 개념을 음식으로 바꿔야 할 지경에 이른 것은 각자의 체질이 무엇인가를 알지 못한데서 비롯되었다 할 것이다. 우리의 체질이 특정 지역의 모습으로 나타나는 것은 적도에서 점점 멀어지면서 온도의 변화가 심해지고 뚜렷한 계절의 변화가 생겨 지역별로 적응하기 쉬운 동식물들이 모일 수밖에 없는 환경이 만들어져 그 지역에 가장 적합한 체질들이 구성원이 되어 무리를 이루며 생존하여 오면서 이루어진 것이다.

열대지역은 기온이 높아서 음식물이 쉽게 부패하고 각종생물들의 종류가 많으므로 사람들이 예민해 있지 않으면 이러한 환경에서의 적응이 힘들 수밖에 없어서 점차적으로 소멸하고 말

것이므로 더위에 잘 견딜 수 있는 몸의 구조의 한 모습으로 나타나 환경의 적응에 유리하게 형성된 것이다.

아열대 지역은 넓은 평원에 다양한 동식물이 생존하고 경쟁관계에 있으므로 빠른 판단이 필요할 것이며 사람의 입장에서 본다면 많은 맛좋은 식물들이 늘려있으므로 동물을 사냥하는 등의 위험을 자초할 필요가 군이 없는 지역에 맞추어 몸도 적응하였고 온대지역은 계절의 변화가 뚜렷하면서도 사계절이 유지되는 시간도 비슷하여 찬 기운과 더운 기운이 공존하는 지역에서 살아가기 위해서는 섭취해야하는 음식물의 폭이 커질 수밖에 없고 이는 소화기능이 강해야 함을 나타내고 이로 인하여 생길 수 있는 과다 섭취를 절제시키기 위하여 배설 기능을 예민하게 만들 필요가 있는 것이다.

한대지역은 지상에 들어나 있는 부분보다는 땅속 뿌리가 충실한 식물이 많고 설사 잎사귀 등의 지상에 있는 부분이 있다 하더라도 그 기간이 짧아서 조금밖에 섭취할 수 없기 때문에 부족한 음식물을 동물에서 구하는 식생활의 환경에 적합한 체질이 요구되었으며 몸속에 지방질을 오래 보존함으로써 추위에도 견딜 수 있게 그 구조를 하고 있다.

우리가 살아가고 있는 지구는 적정한 온도가 유지될 뿐만 아니라 변화도 급격하지 않아 사람이 살아갈 수 있는 속도로 변화하는 그야말로 온도의 조절기능이 모든 동식물에게 적응할 수 있도록 이루어져 있다. 이에 따라 우리의 인체도 조절되어 적응하도록 되었으나 물질문명의 발달로 이동의 시대 속에 어울려 살다보니 각자의 특유의 체질이 변화된 환경에 미처 적응하지 못하고 머무는 곳의 음식물을 주식으로 하지만 다행인 것은 공통적으로 섭취하기에 적당한 식물들이 있기도 하고 자신이 살던 곳의 음식을 찾아서 들여오는 유통구조가 생겨나 섭취할 수 있게 되었다. 각 사람은 이처럼 서서히 형성된 체질이 있음을 잘 알아서 건강한 삶을 영위하기를 간절히 바란다.

③ 체질의 특성

많은 사람들이 어울려 공통된 삶을 영위 하는 것 같으나 각 개인을 유심히 보면 독특한 사고와 행동을 보이고 있음은 나 자신을 통해서도 절실히 느낄 수 있지 않은가?!

각자의 개성은 조화의 극대화를 통한 삶의 풍요로움을 추구하는 기본이 되고 발전의 원동력이 되어 앞으로 나아가는 창조의 힘으로 승화됨을 알 수 있다.

체질의 단편적인 모습으로 들어나는 기질을 보면 예민함의 표현으로 신경질적으로 나타나는 사람과 적극적인 사고의 표현으로 다혈질적인 반응을 보이는 사람과 계산된 판단의 실천을 표현하는 끈끈하면서도 지속적인 점액질적인 사람과 저돌적 사고의 표현으로 주위의 시선을 의식하지 않는 담즙질적인 사람으로 행동하는 모습을 보게 된다.

이러한 각각 다른 기질이 생겨난 곳은 자아의 정체성에서 형성되어 몸의 각 기관들이 주위의 여러 요인들을 수용하여 생존하기에 가장 유리한 체질로 조합되어 갖춰진 생존 본능에 뿌리를 두고 있는 것이다.

이러한 신(神)과 정(精)의 조화를 가장 좋은 상태로 유지하기위한 최종적 모습으로 나타난 체질은 신적(神的)세계와 정적(精的)세계를 망라한 우리들의 생존의 가치가 응축되어 이루어진 것이다. 체질의 좋고 나쁨의 구분이 있을 수 없는 이유가 여기에 있으며 모든 사람은 동일하나 조화로움을 위하여 상호 보완적인 역할을 완벽하게 해냄으로서 아름다움으로 창조된 질서정연한 사회의 평화로움을 유지하기 위함인 것임을 잘 이해해야 한다.

④ 精(정)과 神(신)에 나타나는 체질

우리의 삶은 감각기관의 연속적인 신호에 답하는 것이라 말할 수 있다.

마음은 기쁨과 피곤함, 서러움과 즐거움 슬픔과 놀라움과 두려움이 걱정과 근심을 만들고 이들을 골몰히 생각하면서 처신해나가는 것은 앞으로 나아가는 힘이 되도록 종합적으로 표현되는

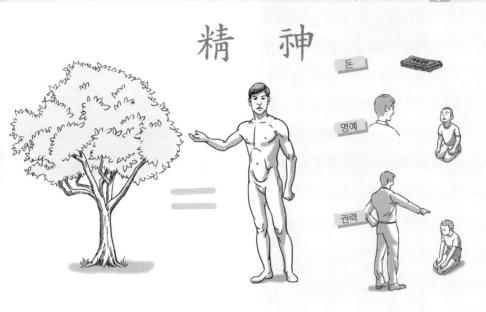

精 神

돈

명예

권력

모습이다. 또 몸에 접촉하여 오는 찬 기운과 습한 느낌 부딪히는 느낌과 포근한 느낌 뜨거운 기운과 건조한 느낌 탈 것과 같은 느낌들은 몸에 유익하도록 변화를 이루어 내어 건강한 육신을 만드는 소재가 된다. 이와 같이 몸 안에서 생긴 것들은 몸의 밖으로 나오며 몸의 밖의 조건들은 몸 안으로 들어와서 조화롭게 사용되어 마음과 몸이 일체를 이룰 수 있게 되는데 이러한 외적요인과 내적요인들의 조절을 잘못 할 때 병을 일으키는 원인으로 작용하게 되는 것이다. 지나친 기쁨은 슬픔을 깊게 하고 애통해

하는 마음은 만족을 맛보게 한다. 이처럼 나쁜 것이 나쁜 것이 아니며 좋은 것이 좋은 것만이 아닌 것이다. 또 아무리 좋은 것이라도 과하면 화가 되어 돌아와 더욱 나쁘게 하는 것을 우리주위에서는 쉽게 볼 수 있다.

사람은 정과 신의 집합체인데 모든 사람이 내·외부의 병적요인들에 대하여 동일하게 느끼는 것이 아니라 체질에 따라 각각 다르게 느끼며 대응함으로서 이겨낼 수 있는 힘이 된다. 체질에 따라 약재 또한 달리하여 서로 조화를 이룰 수 있는 것이다. 정신이 맑은 사람은 자신을 직시할 줄 알아서 항상 건강한 삶을 영위할 수 있는 이유가 여기에 있다.

자신을 알지 못하면서 다른 것을 아무리 많이 안다고 해도 자신을 교만의 구렁텅이로 빠지게 하는 원인으로 충분할 뿐이다. 자신의 체질을 바로 알아야 함은 모든 분야에서 들어난다. 이런 까닭에 정신의 건강을 위하여 늘 노력해야 함은 두말할 나위가 없는 것이다.

1) 정(精)의 체질

정이란 식물이 스스로 건강하게 자라기 위하여 각종 활동을 통하여 영양분을 자신에게 유익하도록 섭취하여 훗날에는 큰 나무가 되어 있고 열매를 맺어 자손을 남기는 것의 힘이다. 이를 우리는 정력이라 한다.

사람에게는 감성에 의한 행동과 이성에 의한 행동이 상호 작용하며 분별된 행위로 나타난다. 우리의 몸은 감성에 속하여 직접적이고 충동적이지만 이성은 인내와 절제를 요구한다. 여타 짐승들 중에서 길들어진 개는 절친한 사람과는 감성을 적극적으로 들어내지 않고 이성에 의한 강한 통제를 하고 있음을 느낄 수 있다. 그에 비하여 돼지는 자신의 감성적 판단에만 의지하여 살아남기 위한 방법으로 먹이를 구하기 위한 활동에 적극적이다.

　감성의 적극적 먹이 활동이 몸의 보호와 성장을 위한 건강의 원천이지만 감성과 이성의 통제 속에 있는 우리의 몸은 오감의 분별력에 의하여 싫음 좋음이 결정되고 이로써 모든 행동의 형태가 나타나게 되는데 오감 중에서 사람에 따라 더욱 예민하게 반응하는 감각이 있어서 선명하게 구분되며 선천적인 것과 후천적인 것으로 길들어진 것들이 혼합되어 그 사람의 향기로 모습을 나타낸다. 구체적으로 음식에 관하여 보면 먼저 재료의 냄새를 후각과 시각으로 분별하고 미각으로 느끼며 청각으로 소리를 즐기며 혀에 닿는 촉각으로 질감을 평가하여 종합적으로 먹을 량을 결정하는데 한편으로는 전통적인 음식물이라 하더라도 각 집안에 따라서 다소 다른데 어려서부터 섭취해온 습관에 의하여 오감의 느낌보다는 타성에 의하여 결정된 모습도 보게 된다. 이러한 것을 보면 오감도 혼돈이 있을 수 있음을 알 수 있다.

　그 집안의 특유의 음식물은 전통이 될 때까지 많은 시험이 있었을 것이며 이 과정에서 가감(加減)이 이루어지고 구성원들에게 적합하게 결정되었을 것이다. 또 여럿이 어울려 살아간다는 것은 중용을 요구하게 되고 보편성이 강조될 수밖에 없으며 힘의 소용이 어디에 있느냐가 결정의 잣대가 되는데 힘의 약자에 속한 사람은 자신의 체질과는 상관없이 먹어야 했을 것이다.

오늘날의 현대를 살아가는 우리는 힘이 근력(筋力)에 있지 않아졌으며 극히 소단위의 규모로 변모하였다는 것이다. 이러한 현상으로 전통적인 취사방법이 전혀 적합하지 않으므로 취사를 위하여 사용되는 불에서부터 재료에 이르기까지 많은 변화가 올 수밖에 없었고 이러한 과정이 너무나 급격하게 옴으로서 우리의 인체는 적응을 위한 준비가 이루어 지지 못하고 음식물에 대한 정보가 몸의 각 부분에서 미치는 영향을 제대로 파악되지 않는 현상으로 각종 부작용이 나타나 아픔을 틈탄 병마들이 침투하여 고통을 몰고 오고 있는 실정이다. 또 오감을 통한 섭취가 항상 옳다고 할 수 없는 것은 미각이 좋게 느끼는 것이 다른 감각 기관에서는 좋게 느끼지 않을 수 있다. 이는 섭취의 량이 오감에서만 결정되지 않기 때문이다.

음식물은 오감에서 싫고 좋음이 결정되고 몸의 장기들은 변화를 감지한다. 오감은 싫은 것들이 눈에 보이면 고개를 돌릴 수 있지만 몸의 장기들은 들어온 것은 어쩔 수 없이 늘 듣는 소리와 공기처럼 수용하면서 적당량을 적절하고 균형 있게 분배하고 비축하며 배설시켜 계획된 변화로 유도 하면서도 보존하는 임무를 각 기관별로 수행해야하는 것이다. 오감의 느낌으로 받아들여진 것들은 각 장기로 보내어 지면서 구분되는데 이 와중에 체질에 따라 구분하는 능력의 허실이 각 장기마다 다르게 작용하여 특정 장기에 무리를 주게 됨으로써 그 부분에 손상이 빨리 오는 결과가 생기게도 된다. 오직 음식물에 의한 손상만 오는 것이 아니라 접촉하는 모든 것들이 종합되어 나타나는 우리의 인체는 예사롭게 취급될 수 없는 것이다.

2) 신(神)의 체질

신에 있어서 이성적 판단은 때로는 손해를 감수하는 결과를 요구한다. 이는 당장의 현실적 판단에 의하지 않고 종합적이고 복합적인 기준의 설정에 의한 행동의 억제가 몸에 머무르도록 통제된 실천을 요구하는 감성을 배제한 적극적인 변화의 모습이다. 이런 내면세계의 이성이 추구하는 힘은 신에서 나온다. 이와 같은 연유에 의하여 정과 신이 결합된 사람의 일상생활에서 건강에 영향을 미치는 것으로서 육체의 변화와 형편에 더 많은 원인을 두기보다는 마음의 상태가 더 엄중한 영향을 끼치고 있다. 예를 들어 말다툼 후에 음식물을 먹는 것을 보면 급하게 먹어치우는 사람, 아예 먹지 못하는 사람, 오히려 더 많이 먹는 사람도 있고 천천히 조금씩 먹는 사람도 있다. 또 먹고 난 후에는 설사를 하거나 체하기도 하고 변비가 생기는 사람도 있으며 가슴을 답답해하는 사람도 있다. 이는 마치 좋지 못한 냄새를 피하는 코와 같이 우리 속의 장기는 옳고 그름에 민감하게 작용하며 항상 깨어 있어서 우리의 처한 환경에 직접적인 영향을 받아들이는 장기의 모습에서 비롯된 체질의 문제인 것이다. 마음의 표현을 담아내는 성정의 표출방법의 차이를 성격이라 하여 각 사람이 다르게 나타나는데 몸의 생김새에 따라 성격을 짐작할 수 있는 것은 몸 구조와 연관이 있음을 나타내고 있는 것이다.

큰 것을 자랑하는 사람이 없고 작은 것이 크게 되었을 때 자랑하며 부족한 것이 때때로 여유롭게 되었을 때 자랑하듯이 각 사람이 가지고 있는 장기의 크고 강한 것을 나타내고자 하지 않고 부족한 것을 보충 하고자 하는 모습이 구분되어 나타나는 것들이 종합되어 성격이라는 독특한 개인의 표현이 된다. 부족한 것의 여유로움이 마음에 있는 이유가 여기에 있는 것이다. 마음을 제어하는 것은 평화로움이 따라야만 장기의 평안이 이루어져서 몸과의 조화로움이 있으며 제어기능의 원활한 작동은 장기의 편안함에서 최고의 성능이 발휘되고 부족함에 대한 여유로운 만족이 건강한 정과 신의 결합된 사람의 성격으로 표현되어 올 때 평안함으로 다가오는 것이다. 정과 신이 별개가 아니지만 각각 다르게 느껴지는 것은 머물러 있는 것이 아니고 끊임없이 움직이고 다른 것들과 함께 이동하며 변화하고 순환하고 있기 때문이다.

개인의 이러한 행동들은 무리가 조화롭게 유지되기 위한 필연적인 모습이므로 이를 통하여 자신과 타인 모두가 체질을 충분히 이해할 필요가 있고 적절하게 상호보완 하여 능력을 발휘하며 발전해 나아감으로서 풍요로운 삶을 영위할 수 있게 될 것이다. 부족한 것의 여유로움은 나에게 있는 것이 아니고 타인의 것이 나를 여유롭게 만드는 것이다.

3) 장(臟) 부(腑)의 체질

높이와 깊이와 넓이와 길이에 의하여 사물의 형상을 알 수 있고 용도를 분별하며 여기에 색깔이 있으면 무엇으로 만들어 졌는지도 생각해 낼 수 있다. 이와 같이 우리의 몸도 각 사람의 형상에 따라서 각각 다르며 외부적인 모습에서도 내부를 분별할 수 있고 그 성격 까지도 짐작할 수 있었어 조화로운 사회의 구성으로써의 역할의 분야를 담당할 수 있는 것이다.

내부의 장기를 보통 오장육부로 나누고 그 외의 장기는 부속된 것으로 역할을 해석하며 어떤 장기는 독립적인 장기로 보는 것도 있다. 사람의 각 장기들은 유기적으로 협력하여 평형을 유지하기 위한 구조가 합리적으로 이루어져 있으며 삶을 영위하기 위한 외부의 각종요인들에 대하여 적절하게 작용하도록 갖추어져 있어서 수천 년을 도태 하지 않고 대를 이어 지켜오고 있으며 앞으로도 연속되어 나갈 것이다. 이러한 힘이 조화로운 구성을 이루는데 소중한 사람임의 증거이다.

장부의 길이도 길고 짧음이 각 사람에 따라서 다른데 이로 인하여 섭취하는 음식물 또한 다르므로 조화로울 수 있으며 외부의 변화에 각각 대처하는 방식도 다른 까닭은 어떤 상황도 무리 속에서 극복할 수 있기 위함인 것이다. 찬 기운과 더운 기운이 조화롭지 못하면 몸속에서 떠돌게 되어 아픔이 오게 되며 완전히 분리되면 생명 또한 정지될 수 있다.

또 아픈 증상을 분석하고 억제하며 퇴치하는 힘이 아픈 증상을 일으키는 요인들보다 약하게 되면 억눌리게 되어 심한 아픔이 오게 되고 몸은 고통으로 시달린다. 이 같은 문제를 감지하기 위하여 각 장기들의 유기적인 체계를 유지하기 위한 소통의 길이 있어서 이 길을 따라 통신하며 유익한 물질의 전달이 이루어지는데 흐름이 원활하지 못하거나 막히면 심각한 여러 가지 병증이 발생한다. 이때 각자에게 나타나는 증상들이 체질에 따라 다르며 치료기간 또한 다르다. 어떤 사람은 잘 났는데 어떤 사람은 잘 났지 않고 재발되는 경우도 있는 것을 보았을 것이다. 이 같은 예로 각 부위의 모습이 사람에 따라 다르며 이러한 이유들로 인해 장부에도 체질이 있음을 알 수 있다.

4) 기혈진액(氣血津液)의 체질

구름이 몰려오고 번개가 번뜩이면 천둥이 치고 비가 오는 것이 자연의 순환의 한 과정이다. 맑고 화창한 날은 대기의 흐름이 원만하여 부딪침이 없이 각각의 진로를 따라 순조롭게 나아

가지만 대기에 이상이 생겨서 흐름이 나빠지면 정상적인 흐름으로 조정하는 과정이 나타나는데 우리의 몸도 이와 별반 다르지 않아서 기는 원만하게 흐르기를 바라고 혈은 기의 흐름을 따라 적재적소에 공급하기를 원하며 진액은 조절이 적절하게 이루어지도록 사용되는데 차고 더운 기운이 서로 소통하지 못하고 한 곳에서만 머물 때 뭉치고 엉킴이 발생하여 기의 흐름이 약해지고 이로 인하여 피의 공급이 나빠지며 조절이 제대로 되지 않는 결과로 아픔이 생기게 된다. 아픔의 과정에서 제대로 회복시키지 못하면 기의 흐름이 중단되고 아픔을 느끼지 못하게 되며 피마저 공급이 되지 않으면서 서서히 썩어들어 간다. 우리가 흔히 쓰는 말로 기가 차다 기가 막힌다. 기운이 없다. 감기가 들었다. 기세가 등등하다 기분이 좋다. 등 많은 말들이 기와 연관 지어져 있다.

이중에서 기분이 좋다는 기가 고르게 잘 분포되어 있다는 뜻이니 뭉쳐있으면 안된다는 뜻을 가지고 있다. 우리가 사용하고 있는 전기가 많은 분야의 동력원이듯이 우리 몸속의 기 또한 삶을 영위하는데 필요 불가결의 동력원인 것이다. 기의 흐름을 따라 피가 순환하면서 양분을 흡수하고 공급도 하는 과정 중에 해독작용을 수행하면서 차고 따뜻함을 고르게 하여 몸의 상태를 양호하게 하며 기의 지나친 소모로 인하여 약해진 체력을 회복시키는 역할을 하고 과다한 활동으로 데워진 몸은 서늘한 기운의 진(津)과 찬기운의 액(掖)으로 식혀 본래의 몸의 온도로 회복시키는 역할과 외부의 병균으로부터 피부를 보호하는 막의 역할을 수행하는 것이다. 그래서 땀은 짜다. 기와 혈은 몸을 데우고 진과 액은 몸을 식혀 체온을 적절하게 유지하여 몸속의 여러 물질의 순환을 원만하게 한다.

5) 종족의 체질

지구상에는 황인과 흑인 백인으로 피부의 색깔에 따라 구분하며 같은 종족끼리 무리를 이루고 살아오고 있다. 식물도 같은 종끼리 모여서 그들만의 특유의 체질을 서로 유기적인 관계 속에서 지키며 번성하여 자연의 한 부분으로 역할을 하고 있음을 본다. 적도에서 극지방까지의 동식물의 모습이 각각 다른 것은 자연환경에 맞추어 생존여건에 적당한 모습을 함으로써 먹이 활동에 유리한 신체구조를 요구한 결과라 할 수 있다.

사람을 볼 때 흑인들은 아프리카에 주로 분포되어 있고 다른 적도 주위의 지역에는 없는 것은 체질과 인종과는 별개이며 인종은 지역의 풍토의 특성에 따라 신체의 외적 모습이 다르게 나타날 뿐이지만 체질은 온도의 영향으로 결정되는 것이다. 이는 마치 소나무가 홍송, 육송, 해송 등으로 구분되지만 모두 소나무인 것과 같은 이치이다. 새로운 생명이 탄생되기 위해서는 암수의 결합에 의하여 이루어지며 체질은 둘 중의 한쪽을 택하여 태어난다. 사람도 이와 동일하며 엄마나 아버지의 체질의 아들 혹은 딸이 태어나는 것을 보면 성에 의하여 체질이 결정되는 것은 아님을 알 수 있다. 예를 들어 간혹 이란성 쌍둥이가 태어나는데 같은 남자아이라 하더라도 양쪽부모의 체질을 각각 타고 나는 것을 보게 된다.

우리의 체질은 감나무가 소나무로 바뀌지 않듯이 변하지 않으며 타고난 장부의 허실을 잘 관리하면 건강한 삶을 영위 할 수 있다.

6) 음(陰)양(陽)의 체질

낮과 밤이 순환하면서 만물의 소멸과 생성이 반복되는 이동의 역사가 우리의 삶속에 쌓여 각지의 사람들의 생활방식이 만들어져서 그 민족만이 가지는 독특한 문화가 형성되어 전통으로 내려오는데 동양과 서양의 차이는 음양의 특징들이 잘 구분되어 나타나는 대표적인 모습이다. 예컨대 문자를 보면 세로로 기록하기에 적합한 형태의 동양문자에 반하여 가로로 밖에 기록할 수 없는 서양문자이다. 서양인 중에서 왼손으로 글을 쓰는 사람도 보았을 것이다.

남자를 양으로 여자를 음으로 구분하고 낮을 양 밤을 음으로 나누며 낮의 그림자로 인한 음지보다는 밤이 음의 기운이 더 강한 것처럼 음 양의 구분은 상대적인 것임에 유의해야 한다. 이로서 완전한 양과 음이 된다.

체질을 구분할 때 남녀 모두에게 음양이 적용되는 것은 음양의 강약에 의한 상대적인 판단의 이유에서 비롯되었으므로 우리의 사회는 조화로움에 기본을 두었다 할 것이다.

⑤ 장부(臟腑)의 기초지식

내장기관을 간략하게 소개하는 것은 우리의 체질이 내장기관과 무관하지 않기 때문에 각 기관을 충분히 이해해야만 자신의 체질에서 나타나는 여러 가지의 내·외적 변화를 알 수 있고 불균형이나 병증이 나타났을 때 신속히 대응할 수 있을 것이다. 내용이 간단하고 국한된 장기만 기록하였다 하여 무시하거나 소월이 해서는 결코 안 될 것은 우리의 손발에 흐르고 있는 기(氣)는 몸 구석구석의 세포에까지 장부의 기운을 전달하고 장부에서 필요로 하는 정보와 불필요한 물질들을 세포를 통하여 수집하고 배출하는 역할을 하고 있기 때문이다.

1) 장(臟)부(腑)의 이해

(1) 6장(六臟)으로써의 장(藏)

간, 심, 비, 폐, 신, 심포를 6장이라고 하며 6부와 각각 연결되어 있어서 소통하며 부에서 순환 호흡 소화 배변에 필요한 물질을 공급하기도 하고 저장하며 조절하는 역할을 한다.

(2) 6부(六腑)로써의 부(腑)

6부는 담, 소장, 위, 대장, 방광, 삼초를 말하며 실질적인 호흡과 순환 소화 배변을 담당하고 장과 연결되어 생리기능을 수행한다.

2) 장(臟)과 부(腑)의 관계

(1) 간(肝)과 담(瘡)의 관계

우리의 옛말에 무서운 일을 당하면 "간담이 서늘하다"라는 표현으로 당시를 설명하는데 이는 두 장부의 연관성을 가장 적절히 나타내는 말로써 간에서 분비된 쓸개즙을 주머니 역할을 하는 쓸개낭으로 보내어 저장하게 하는 기능이 있기 때문이다.

(2) 비(脾)와 위장(胃腸)의 관계

자신에게 보이는 모습만으로도 먹기 전에 음식물을 판단할 때 "비위 상한다" 라는 말을 하는데 음식물은 위장으로 들어가 소화되지만 비장의 영향을 받고 있다는 말에서 연유되었음은 주지(周知)의 사실인 것이다. 비장은 피를 생산하고 조절하여 소화에 관한 일들을 원만하게 하도록 하는 기능이 있다.

(3) 폐(肺)와 대장(大腸)의 관계

어떤 일 때문에 마음의 상처를 받아 힘들어 할 때 그 일을 재차 거론하여 마음의 괴로움이 극심할 때 "억장이 무너진다."라는 말로 심정을 토로하는데 이때 억은 가슴으로 세상의 발전소와 같은 기능이 있는 폐를 의미하고 장은 대장을 지목한 말로써 어떤 일이 잘 풀리지 않을 때 저속한 표현으로 "똥줄(대장)이 탄다"고 표현하며 폐의 수액조절작용이 원만하지 못함을 뜻하므로 폐와 대장은 상호 소통하는 관계임을 암시한다 할 것이다.

(4) 신(腎)과 방광(膀胱)의 관계

신장의 기능 중에 체내의 노폐물(老廢物)을 여과하여 방광으로 보내는 역할은 상식으로 통하고 있음은 주지의 사실이다.

(5) 심(心)과 소장(小腸)의 관계

심장은 근육으로 이루어진 펌프와 같은 일을 하는 장기로써 안정적으로 신체의 각 부분에 혈액을 공급하는 기능을 하는데 소장의 기운과 교통하면서 혈압과 심장의 기운을 원만하게하고 혈압과 심장의 박동수를 조절한다.

(6) 심포(心包)와 삼초(三焦)의 관계

하늘과 땅과 바다로 이루어진 지구의 모습처럼 우리의 인체도 상(上)은 양기(陽氣)를 발생하고 중(中)은 수곡(水谷)의 맛을 변화시키고 하(下)는 대소변을 처리하는 역할을 하는데 이때 필요로 하는 에너지인 열을 심장에서 공급받아 조절하여 필요량을 공급하는 기능을 심포(心包)가 담당한다.

⑥ 육장 육부(六臟六腑)의 기능

1) 장(臟)의 기능

(1) 심장(心臟)의 기능

1 심주혈(心主血): 간으로부터 공급 받은 피를 혈관을 통하여 신체의 각 부분에 흘려보내는 기능이 있다.

2 심주신명(心主神明): 심명은 정신을 말하며 마음의 변화는 심장에서 온다(생각보다 먼저 심장이 두근거림).

3 심주개규우설(心主開竅于舌): 심장은 말을 주사(主司)한다.
말이 어둔한 사람은 심장병에 조심해야 한다.

4 심기통이(心氣通耳): 심기는 귀로 통하며 청각기관과 유관하다.

5 심주한(心主汗): 땀과 혈액은 그 근원이 같다. 따라서 땀은 심지액(汗爲心之液)이다.
자한(自汗) 도한(盜汗) 혈한(血汗)은 심장의 허실과 유관하다.

6 심화재면(心華在面): 얼굴은 내장의 거울이라 할 만큼 심기의 허실이 얼굴로 나타난다.

(2) 간장(肝臟)의 기능

1 간주장혈(肝主藏血): 간은 "간위혈해(肝爲血海)"라고 해서 혈액의 저장과 혈액양을 조절하는 주소설(主疏泄)작용이 있다.

2 간주근(肝主筋): 간장은 주근건(主筋腱)서근이담(舒筋利膽) 등 운동신경(運動神經)의 중추적 역할을 하는 작용이 있다.

3 간주목(肝主目): 간개규우목(肝開竅于目)으로 간은 안과질병 시 각기능 소설과 밀접한 관계가 있다.

4 간주소설(肝主疏泄): 제독 생식계질병 대소변질병은 간과 관계가 있다.

5 간주화재조(肝主華在爪): 조위간지여(爪爲肝之餘)로 간기의 건부(建否)증상이 손톱으로 반영되며 진찰에 이용된다.

(3) 비장(脾臟)의 기능

1 비주운화(脾主運化): 비장은 소화를 주사(主司)하는 장기다. 따라서 식욕, 소화질환, 위염, 십이지장염 등 소화기계질환과 관계가 있다.

2 비주통혈(脾主通血): 비장은 혈을 생산(生營血)하고 조절하는 작용이 있다. 따라서 대사성(代謝性)질병과 깊은 관계가 있다.

3 비주기육(脾主肌肉): 비장은 근건육(筋腱肉)의 힘을 다스린다. 근무력증과 근위축증(筋萎縮症) 등의 병증이 발생한다.

4 비주승청(脾主昇淸): 비기는 상승하고 위기는 하강하는 성질이 있다 따라서 통혈불능(統血不能)의 질병이 발생할 수 있다.

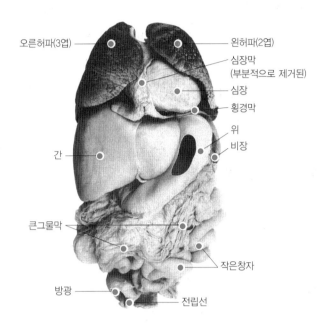

오른허파(3엽)
왼허파(2엽)
심장막
(부분적으로 제거된)
심장
횡경막
위
비장
간
큰그물막
작은창자
방광
전립선

5 개규우구(開竅于口)화재순(華在脣): 입술과 밀접한 관계가 있다. 비기의 건운(健運)여하가 구순(입술)으로 나타난다.

(4) 폐장(肺臟)의 기능

1 폐주기, 사호흡(肺主司, 司呼吸): 폐는 호흡운동을 통하여 일신 의 기를 다스리는(肺主一身之氣) 기의 교환장기다 이것은 "모 든 기는 폐에 속하고 폐로 통하기 때문이다.

2 폐주피모(皮毛): 피부는 일신지표(一身之表)로 폐에 속한다. 또한 폐주화 재모(肺主華在毛)라 해서 모발도 폐에 속한다.

3 폐개규우비(肺開竅于鼻): 폐기는 비강(鼻腔)으로 통하는 호흡의 출입문이다.

4 폐주성(聲): 폐는 음성의 문(肺爲聲音之門)이고 발음과 발성기관의 일을 분담한다.

5 폐주통조수도(肺主通調水道): 폐는 수액(水液: 땀, 대소변 등)과 체온(體溫)을 조절하는 작용이 있다.

(5) 신장(腎臟)의 기능

1 신주장정(藏精): 신장은 원기지본(腎者元氣之本)이고 정을 생산하는(腎能生精)장기이다. 따라서 생식(生殖) 발육성장의 원동력인 정기(精氣)를 저장하고 있다.

2 신주수액(腎主水液): 신은 수장(腎者水月藏)이라고도 하며 진액을 다스리고(主津液) 또 혈액을 비롯해서 체내의 노폐물을 여과(濾過)하는 등 수액대사(水液代謝)의 기능이 있다.

3 신주납기(納氣): 폐는 호기(呼氣)를 주사(主司)하고 신장은 이것을 흡입(吸入)하여 호흡을 정상적으로 조절한다.
그래서 폐(肺)는 기의 주(肺爲氣之主)이고 신(腎)은 기의 근(腎爲之根)으로 납기(納氣)를 주사하게 되는 것이다.

4 신주생수(腎主生髓): 신기는 원신지부(元神之府)인 뇌로 통한다

(腎爲通干腦). 신장은 뇌수(腦髓)의 발육과 정신작용에 밀접한
관계가 있다.

5 신주골(腎主骨): 신장은 신수양골(腎髓養骨)이라 하여 골수의
발육 · 성장을 주사한다. 골격뿐아니라 치아(齒牙)도 골지여
(骨之餘)라 하여 신주골에 속한다.

6 개규간이목(開竅干耳目): 귀는 신지관(耳者腎之官)이라 해서 신
기가 귀로 통(腎氣通干耳)하는 청력기관(聽力器官)과 관계하고
또 골지정위동자(骨 之精爲瞳子)라 하여 신기가 눈으로 통하는
시력기관(視力器官)과도 관계 가 있다.

7 신지화재발(腎之華在髮): 신주모발(腎主毛髮) 신기의 성쇠가 두
발(頭髮)로 반영된다. 신기가 성하면 모발의 발육이 좋고 윤
기가 눈에 뜨이나 신의 기혈이 불급하면 모발이 쇠하여 탈
모한다.

8 신주이변(腎主二便): 신장은 개규우이변(開竅于二便)으로 대소
변의 배설기 관과 유관하다.

(6) 심포(心包)의 기능

1 혈압조절작용: 몸의 각 부분에 필요로 하는 피의 양을 기의
흐름으로 감지하고 적당량을 공급하는 일을 한다.

2 맥박 조절작용: 삼초에서 각각 전해오는 정보를 조합하여 공
급할 피의 흐름의 속도를 조절한다.

2) 부(腑)의 기능

(1) 소장의 기능

소장은 심장과 표리(表理)관계에 있고 소장의 생리기능은 위에서 부숙(腐熟)하고 소화한 물질을 흡수하고 이것을 영양물질과 조박물질(糟粕物質)로 가려서 흡수하고 배설하는 수성지관(受盛之官)이다. 소장기능에 이상이나 병변이 있으면 소화흡수기능을 비롯해서 대소변에 이상이 나타난다. 그밖에도 열성질병(熱性疾病) 순환계통과 신경계통의 질병과도 깊은 관계가 있다.

(2) 슬개의 기능

담은 간의 표(表)에 속하며 중정지관(中正之官)으로 담즙(膽汁)을 저장하고 소화기능을 도우며(主消化) 결단언출(決斷焉出)이라 하여 기(氣)가 강(剛)하고 정신적인 사유(思惟)와 실질적인 강직한 의지를 주사하는 담주결단(膽主決斷)의 기능이 있다. 이밖에 담은 골격(骨格)과 관절(關節)을 다스리는 담주골의 기능이 있다.

(3) 위장(胃腸)의 기능

위는 비장의 표(表)로서 수납(受納)한 곡물을 소화하고 영혈(營血)하는 생리기능이 있다. 그래서 위는 수곡지해(水谷之海)라고 한다. 위기(胃氣)는 하강하고 오미(五味)를 주사(主司)한다. 예 신맛(酸

나를 알게 하는 재미있는 체질이야기

味)는 간으로 쓴맛(苦味)는 심장으로 단맛(甘味)는 비장으로 매운 맛(辛味)은 폐로 짠맛(鹹味)은 신장으로 각각 들어가게 한다.

(4) 대장(大腸)의 기능

대장은 폐장의 표(表)로서 대장은 소장에서 흡수하고 남은 조박 (糟粕) 물질을 전도하고 체외로 배설하는 전도지관(傳導之官)이다. 따라서 대장은 소화기계 질병 대장의 전도기능의 실상에 따르는 질병 외에도 호흡기계 질병과 피부병에도 밀접한 관계가 있다.

(5) 방광(膀胱)의 기능

방광은 신장의 표(表)로서 주사소변(主司小便): 신장에서 여과한 수액(水液)을 저장하고 체외로 배설하는 수액대사(水液代謝)의 기 능이 있다.

(6) 삼초(三焦)의 기능

■ 몸의 체온조절: 상, 중, 하초의 체온을 감지하고 균형을 유지 하도록 피를 공급한다.

삼초

삼초는 우주의 삼재와 같은 이치로 우리 몸을 건강하게 유지하는 역할을 한다. 예컨대 상초는 안개와 같고 중초는 물거품과 같고 하초는 개 천물과 같으며 그 생리기능 또한 다른 것이다. 삼초는 호흡기인 폐와 순환기인 심장, 중초는 소화기인 간장, 위, 비장, 대·소장 일부, 하초는 생식, 비뇨계의 신, 방광 등 체내의 열의 조절과 처리를 도맡아 하는 기관이다.

3) 6장6부인 까닭

우리의 몸은 조화로움으로 화평을 이루며 균형의 감각으로 안정된 삶을 영위하는데 현대의학에서 말하는 5장6부의 눈에 보이는 것으로 이루어져 있다면 화평과 안정된 삶이 가능할까? 완전한 몸으로 오늘날까지 도태하지 않고 올수 있었을까? 균형감각을 가지고 바라볼 수 있기를 바라며 현대의학을 부정하는 것이 아니라 오히려 보이는 것에 충실하고자 하는 것에 의미를 부여할 수 있기를 바라며 나의 마음속에서 감정의 흐름이 몸의 균형을 무너뜨리는 이른바 스트레스가 보이는 것에 영향을 끼치는 이유를 생각하면서 접근하면 이해가 쉬울 것이다.

⑦ 음양오행

1) 생활 속의 음양오행

음양오행에 관한 기록물들은 우리가 쉽게 접할 수 있음을 알지만 조금 첨부하고자 하는 것은 우리의 생활 속에서 행하여지고 있는 것들에 대한 이해를 돕고자 하는 것이다. 예를 들어 새로운 사업의 시작으로 개업을 하면 입구에 오색 천으로 장식을 하는 것을 보았을 것이다. 이것의 의미는 만인이 모두 출입하기

오행(五行)	목(木)	화(火)	토(土)	금(金)	수(水)
오장(五臟)	간(肝)	심(心)	비(脾)	폐(肺)	신(腎)
오부(五腑)	담장(膽囊)	소장(小腸)	위(胃)	대장(大腸)	방광(膀胱)
오관(五官)	목(目)	설(舌)	순(脣)〈구(口)〉	비(鼻)	이(耳)〈삼음(二陰)〉
오주(吾主)	근(筋)	혈색(血脈)〈기(氣)〉	기육(肌肉)	피(皮)〈모(毛)〉	골(骨)〈혈(血)〉
음경(陰經)	족궐음(足厥陰)	수소장(手小腸)	족태음(足太陰)	수태음(手太陰)	족소음(足小陰)
양경(陽經)	족소장(足小腸)	수태장(手太腸)	족장명(足腸明)	수장명(手腸明)	족태장(足太腸)
오화(吾華)	조(爪)	면색(面色)	순(脣)〈유(乳)〉	모(毛)	발(髮)
오계(五季)	춘(春)	하(夏)	토용(土用)	추(秋)	동(冬)
오방(五方)	동(東)	남(南)	중앙(中央)	서(西)	북(北)
오형제(吾兄弟)	갑을(甲乙)	병정(丙丁)	무기(戊己)	경신(庚辛)	임계(壬癸)
오색(五色)	청(靑)	적(赤)	황(黃)	백(白)	흑(黑)
오향(五香)	조(臊)	초(焦)	향(香)	성(腥)	부(腐)
오미(五味)	산(酸)	고(苦)	감(甘)	신(辛)	함(鹹)
오악기(五惡氣)	풍(風)	열(熱)	습(濕)	조(燥)	한(寒)
오지(五志)	노(怒)	소(笑)	사(思)	우(憂)	공(恐)
오정(五精)	귀(鬼)	신(神)	의지(意志)	혼(魂)	정지(精志)
오액(五液)	읍(泣)	한(汗)	연(涎)	체(涕)	타(唾)
오성(五聲)	각(角)	징(徵)	궁(宮)	상(商)	우(羽)
오주역(吾主役)	호(呼)	소(笑)	가(歌)	곡(哭)	신(呻)
오조자(吾調子)	쌍조(雙調)	황조(黃鐘)	일월(一越)	평조(平調)	반조섭(盤調涉)
오배(五倍)	진(震)	리(離)	곤(坤)	태(兌)	감(坎)
오성(五星)	세성(歲星)	형혹(螢惑星)	진성(鎭星)	태백(太白)	진성(辰星)
생수(生數)	삼(三)	이(二)	오(五)	사(四)	일(一)
성수(成數)	팔(八)	칠(七)	십(十)	구(九)	육(六)
오곡(五穀)	맥(麥)	서(黍)	속직(粟稷)	도(稻)	두(荳)
오축(五畜)	계견(鷄大)	양(羊)	우(牛)	마(馬)	시(豕)
오채(五菜)	구(韮)	해(薤)	규(葵)	총(葱)	곽(藿)
오과(五果)	이(李)	행(杏)	조(棗)	도(桃)	률(栗)

를 바라는 주인의 마음을 표시한 것이며 새로 이사를 한 집이나 싫은 사람이 다녀 간 후에는 소금을 놓아두거나 뿌리는 것은 음의 접근을 막는다는 의미로 행하는 것이다.

물이 지표면 위로 범람하면 모든 것이 씻겨 내려가 버리게 되는데 이는 지표면보다 아래에 있어야 하는 음의 대표적인 표현의 모습이며 그릇에 물을 담아놓고 밤에 손을 비비며 비는 것은 음력으로 소원을 이루고자 하는 열망에서 나온 것임을 알고 있으리라 생각한다.

또 무당의 집 앞에는 대나무가 세워져 있는 것을 보았을 것이다. 이것은 음의 세력이 대나무의 양기를 보고 찾아오도록 하는 역할을 하는 것이며 팔월 대보름에는 쥐불놀이를 하는 풍습이 있는데 이 또한 음이 좋아하는 양으로 음을 위로하여 농사일에 도움을 받기위한 조상들의 지혜에서 비롯된 것이다.

우리의 이름의 기본은 석자로 이루어져 삼재(하늘 땅 사람)의 흐름에 기초하여 성은 하늘과 같아서 불변하며 계절에 따라 땅의 변화하는 모습을 항렬로 표현하여 4대씩 돌면서 바꾸는 것은 우리의 일생에도 기복이 있으니 잘 견디기를 바라는 마음과 위로의 마음과 용기를 주기위한 마음이 담겨 있고 자신의 출생 연유와 부모의 바람이 담긴 마지막 한자를 정하여 음양과 조화를 이루며 일생의 지팡이로 살아 갈수 있도록 정해 준 조상의 간절한 소망으로 후손의 이름을 완성시킨 것이다. 이외에도 우리의 생활 속에는 음양의 이치를 따라 행하는 일들이 참으로 많음을 볼 수 있다.

나를 알게 하는 재미있는 체질이야기

2) 음양오행의 역사적 고찰

한의학의 기본은 음양오행설에 기초하고 있다. 고대 중국의 세계관의 하나로 음양설과 오행설은 발생을 달리하는 다른 사상이었으나 전국시대(戰國時代) 말기 이후 융합되어 음양오행설이 되었고 특히 한(漢)나라 때 사상계에 큰 영향을 끼쳤다 음양설은 음양이기(陰陽二氣)의 소장(消長)에 의해 만물의 생성과 변화를 설명하는 사상으로 이것을 역학에서 받아들여 그 기본원리로 하였는데 음양은 본래 산의 음지와 양지를 가리켰다 역학은 본래 강(剛)과 유(柔)의 원리로 생성변화를 설명했으나 후에 강유(剛柔) 대신에 음양을 받아들였고 여기에 순환사상이 추가되었다. 이것은 천체의 운행과 사계(四季)의 추이에서 고찰해낸 것으로 보인다 한편, 오행설은 고대인의 생활에 필요한 5가지 소재, 즉 민용오재(民用五材)의 사상에 기초한 것이다. 생활에 직접적인 수화(水火)로 시작하여 목금(木金)에 이르며, 그 기반이 되는 토(土)로 끝난다.

이 수화목금토의 순서는 서경(書經) 〈홍범표(洪範篇)〉에 있는데 생성오행(生成五行)이라 한다. 이 오재설에 대하여 전국시대 중기의 음양가 추연(鄒衍)이 주장한 것이 토목금화수(木土金火水)라는, 뒤에 오는 것이 앞에 있는 것을 이긴다는 오행상승(五行相勝: 五行相剋)에 의한 오덕종시설(五德終始說)이다. 또 천문역수(天文曆數)의 학(學)과 관련이 있는 〈예기(禮記)〉, 〈월령편(月令篇)〉에는 사시(四時)

와 사방(四方)의 관념에 의해 목화토금수(木火土金水), 즉 앞에 있는 것에서 뒤에 있는 것이 생긴다는 오행상생(五行相生)의 차서(次序)가 기록되고 많은 배당을 할애하여 기록하고 있다. 오행의 〈행(行)〉은 〈순회한다〉로 유행(流行), 운행하는 것이고 〈오(五)〉는 오성(五星), 오색(五色) 등 다방면에서 실행된 하나의 사고(思考) 들이다. 이것은 사람의 한쪽 손의 손가락 수에서 연유된 것이라 하여 하나의 종합을 나타내는 표준이다. 이 음양오행은 십간(十干), 십이지(十二支), 육십사패(六十師卦) 그리고 천일(天一), 지이(地二) 등의 수와 결부되고 거기에 재이설(災異說)과 참위설(讖緯說) 등이 서로 영향을 미치면서 변화하였고 미신, 금기의 색채가 짙게 가미되어 뒤에 민속신앙 속에 수용되었다.

고대 그리이스에서도 두 대립물에 의해 자연을 해석하였으며 또 음양이 태극(太極)에서 분리되었다고 하여 이원론을 일원론에 환원시키는 것과 천지(天地), 상하(上下), 원(圓)과 방(方:사각형), 홀수와 짝수 등 쌍을 이루는 여러 가지 사물과 개념을 각각 양과 음으로 나누고 같은 쪽에 속하는 것끼리 서로 대응시키는 사고방식 등도 각각 아낙시만드로스의 아페이론과 피타고라스학파의 설을 연상시킨다. 그러나 서양의 대립개념은 서로 용납하지 않는 엄격한 대립인데 반하여 음양의 경우는 서로 상보적(相補的), 상대적(相對的) 관계를 이루는 것이다. 음양이원(陰陽二元)으로는 설명하기 어려운 현실세계의 다양한 존재와 현상에 대하여는 한층 구체적이고 더욱 많은 요소를 바탕으로 이루어지는 오행설

나를 알게 하는 재미있는 체질이야기

쪽이 편리하고 좋다.

여러 개념과 대상을 몇 가지씩으로 분류하여 각각 오행의 하나하나에 배당하고(배당방법은 문헌에 의하며 반드시 일치하지는 않는다) 같은 오행에 속하는 것끼리 대응시켜 다른 오행에 속하는 것과의 관계를 본래의 오행의 성질과 기능에 따라 해석했다.

고대그리스 사원소설(四元素說)의 원소는 만물을 구성하는 기본물질로서의 경향이 짙고 또 근대적 원소설과 원자론도 그와 같은 구체적인 기본물질 추구에서 생겼던 것과는 달리 오행의 경우는 오히려 성질과 기능의 면을 중시하게 되어 추상적, 형이상학적 논쟁밖에 할 수 없었던 점이 근대적 물질관이 생기지 못했던 하나의 원인인지도 모른다. 서양의학은 사원소설에서 암시를 얻은 것으로 보이는 사체액설(死體液說)이 있었으나 중국에서는 음양설에 이어서 만물의 생성·소멸을 설명하는 오행설이 의학과 생리학적 현상을 이해하는데 도입되어 일반사상에 대한 오행설 도입을 촉진시켰다

3) 음양오행과 장부(臟腑)와의 관계

음양오행을 단순히 이해하면 우리가 매일 알고 생활하는 주일에 해당된다. 7일을 단위로 하여 계속 순환하는 변하지 않는 규칙으로 이러한 순환이 쌓여서 일 년이 되고 우리 삶의 역사가 쌓여 가는데 일 년도 윤년이 있고 달도 크고 작음이 있지만 주일은

불변으로 영원한 것처럼 우리 몸속에 흐르는 오행도 불변한 것이다. 양 - 일 - 삼초, 음 - 월 - 심포, 화 - 심장, 수 - 신장, 목 - 간, 금 - 폐, 토 - 비장으로 이와 같이 나타내는 이유를 설명코자한다.

먼저 양과 음은 불과물의 성질과 동일한 것이다. 불은 위로 향하며 모이고 따뜻하며 멀어질수록 밝고 물은 펴져나가며 멀수록 어둡고 아래로 향하고 차다. 이러한 각각 다른 성질을 구분하여 양과 음이라 한다. 우리 인체에서의 음과 양의 구분은 각 사람의 기질과 피부의 모습과 공통적인 행동에서 찾을 수 있다. 이중에서 공통적인 행동으로 걸음걸이의 모습이 팔을 안쪽에서 바깥으로 흔들며 발의 발가락 쪽을 모우며 걷고 고개를 숙인 듯 하고 어깨가 안쪽으로 굽은 모습의 사람이 있다.

반대로 머리를 뒤로 젖히고 걷는 등의 반대의 형이 있다. 이렇게 각각 다른 모습을 음 양으로 나누며 불(火)을 나타내는 심장의 위치는 중앙이며 혈액을 펌프질하는 곳으로 우리 몸에서 가장 뜨거운 곳인 까닭이며 물(水)의 신장은 아래에서 혈액의 노폐물을 여과하는 기능과 정액을 생산하므로 몸의 물 대부분을 다스리고 있으며 나무(木)의 간은 혈액을 저장하는 역할을 하는 것과 사계절 물의 온도 변화에 따라 생리작용을 조절하는 나무와 유사함을 인함이며 쇠(金)인 폐는 몸의 제일 위쪽에서 조그만 병증도 상처를 남기고 그 흔적이 지워지지 않으며 흙(土)으로 나타내는 비장은 위장으로 들어온 각종 영양소를 흡수하여 각 장기에 공급하므로 흙에서 자라나는 각종식물을 우리가 취하는 것과 별반 다르지 않음이겠다.

다만 오행설에서 보면 흐름의 순서가 다른데 음양 오행의 흐름은 목화토금수의 순서로 순환하고 있다. 사람을 소우주라 하는 것은 세상에서 일어나는 많은 일들과 유사한 모습의 일들이 몸 구석구석에서 펼쳐지고 있기 때문이다.

예를 들어 집을 지어나가는 모습에서의 건축순서를 보면 어떤 용도의 집을 지을까? 했을 때 먼저 위치를 정한 후 집의 모습을 구상하고 설계도를 작성한 다음에 각종 재료를 확보하고 실행에 옮기는데 우리의 몸속 마음의 영역에서 각각 결정한 결과이며 설계도에 의하여 실천하는 몸은 최선을 다하지만 재료의 좋고 나쁨에 따라 집의 충실도에 차이를 보이게 된다. 세상속에서의 집의 건축과 내 몸을 세우는 것이 별반 다르지 않지 않은가? 모든 사람이 건강하기를 원하지만 먹는 음식과 여러 습관들이 내 몸의 상태를 결정하고 있는 것이다. 몸과 마음이 하나지만 나누어 생각해야 하는 것이 이 때문이다. 눈으로 볼 수 있는 이세상의 모습에서 나를 발견하는 지혜가 충만하기를 바란다.

⑧ 경락과 기의 이해

기가 흐르는 선을 경락이라 하며 이들은 장기와 연결되어 있고 시작점은 허리뼈에 연결되어 손과 발의 끝으로 흐르면서 온

몸의 구석구석에서 일어나는 일들을 감시하고 자극에 반응하는 역할을 하면서 건강한 삶을 이룰 수 있도록 쉼 없이 활동하여 생명보존과 존엄성을 지키는 파수꾼으로 세상의 전기를 일으키는 발전소와 이를 전달하는 전선과 같은 일을 하는 것으로 비유할 수 있다.

1) 경락의 이해

한 국가의 영토에는 요충지가 있어서 그 특유의 역할을 수행하는 것과 같이 우리의 몸에도 요충지의 역할을 하는 경혈(經穴)이 있으며 이를 이어주는 선과 같은 경락(經絡)을 통틀어 경맥(經脈)이라고 한다. 요충지는 경계의 표시로서의 역할과 경계를 이어주는 가교역할의 요충지와 행정의 요충지도 있어서 이와 같은 경계의 요충지가 상호 교류하며 성장하여 풍요로움을 창출 하듯이 우리의 몸도 경락을 따라 온갖 정보들이 각 장기로 소통(疏通)되어 몸을 유지해 나가는데 이의 흐름에 이상이 발생할 때 허실상조(虛實相照) 하여 몸의 균형이 무너지는 것이다. 세상에는 발전소에서 만든 전기를 필요로 하는 모든 곳에 공급하고 이를 이용하여 생활을 영위하는데 전기의 발생을 위하여 여러 가지의 원재료가 사용되듯이 음식에 의하여 만들어진 기가 힘의 원동력이 되어 우리의 몸을 따라 흐르기도 하고 받아들이기도 하는 과정에서 세상에는 변전소가 곳곳에 있듯이 몸에도 변전소와 같은 경혈이 있어서 정상적인 상태가 유지되지 않는 현상이 발생하면 치료에 필요한 성질의 기를 더욱 많이 만들어 공급하도록 하는 치료법으로 활용되는 것이 경락치료법인 것이다. 몸의 6장6부에 흐르는 열두 선을 12경맥이라 하는데 일이 잘 풀리지 않거나 마음이 편안하지 않으면 "심기(心氣)가 불편하다." 할 때는 모든 경맥의 흐름이 순조롭지 못하다와 일맥상통 한다 할 것이다.

몸속의 내장의 사령부 역할을 하는 장(臟)을 음의 경혈로 보고 현장의 역할을 수행하는 부(腑)를 양의 경혈로 나누고 배꼽 위를 흐르는 6경맥과 배꼽 아래의 6경맥을 합하여 12경맥이 된다. 이들은 각각 장부와 깊은 연관을 가지고 있어서 자극에 민감하게 반응함으로 이를 이용하여 각종 질병의 치료에 사용되고 있다. 사용되는 치료 수법으로는 침이나 쑥을 재료로 한 침구치료법이 있으며 그 외에도 갈사요법, 안마요법, 찜질 등 다수의 방법들이 행해지고 있다. 전통 중국의학의 외치법(外治法)으로 추나의사의 손 또는 신체의 일부분을 이용한 각종 기교(技巧)를 환자 체표의 특정부위에 경락이론을 바탕으로 시술하는 것을 추나요법이라 하는데 이는 우리의 안마요법이나 일본의 지압요법과 유사한 것인데도 일부 사람들이 별개로 잘못 이해하여 좋고 나쁨으로 구분하고자 하고 기구를 사용하는 치료법과는 거리가 먼데도 오히려 기구가 사용되는 것이 맞는 것으로 오해하는 것을 바로 잡고자하여 부연하였다. 경락의 좀 더 자세한 설명은 다음절에서 자세히 설명한다.

2) 기의 이해

우리는 일상생활에서 기(氣)라는 용어를 자주 사용 한다

이것이 무엇인지 한마디로 설명할 수는 없어도 느낌으로 어렴풋이 알고 있다. 우리가 일상생활에서 사용할 때의 의미를 분석해 보면 우주 보편적인 현상을 의미하는 철학적인 것이라기보다는 단순히 몸 상태를 의미하는 한의학적인 용어로 사용될 때가 대부분이다. 동양사회에서 나고 자란 우리는 자연스레 "기(氣)"라는 것에 친숙해 있지만 그 정체를 정확히 알고 있는 사람은 드물다. 이처럼 우리 자신도 제대로 알지 못하는 개념인데 서양인들에게는 오죽 할까? 서양의 과학적 지식으로는 도저히 "기"의 정체를 이해할 수 없다고 하니, 단순히 글자 그대로 번역한다고 해결될 문제가 아니다.

이런 문제는 특히 한의사나 양의사 사이에서 더욱 증폭되는 경향이 있다. 현재 양, 한의사가 함께 진료하는 병원이 몇 군데 있지만 협진이 잘 이루어지지 않는다고 한다.

양의사가 자신이 진단한 병명을 영어로 한의사에게 주면 한의사는 한자 초서체로 답신을 적어 준다. 아픈 사람은 똑 같은데 서로 다르다고 하는 것은 "기"의 이해의 상호 소통에 객관적인 공감이 이루어지지 못하는 것이 한 부분이 될 수도 있을 것이다. 이를 위하여 새로운 표현을 찾아 서로간의 원활한 소통이 이루어져 좀 더 효율적인 의료서비스를 행할 수 있어야 할 것이다.

나를 알게 하는 재미있는 체질이야기

기(氣)란 '한 인간의 신체에 존재하는 경락(經絡)의 망(網)을 따라 흐른다고 믿어지는 신체적, 정신적 건강에 필수적인 생명의 힘'으로 사전에는 기록되어 있지만 좀 더 자세히 분석해 보자 예를 들어 '기분(氣分)이 좋다' 나쁘다'라고 하는 것은 단지 외부 자극에 대한 감정을 이야기하는 것뿐만 아니라 영어의 "컨디션"과 같이 어느 정도 객관적인 신체 상태를 의미하기도 한다. 또 '기절초풍(氣絶招風)하다'의 경우는 외부자극으로 놀라 신체 내 기의 흐름이 급격히 막히게 돼, 그 후유증으로 벌벌 떠는 중풍이 온다는 뜻이다. '감기(感氣)걸렸다'고 하면, 평소에는 의식하지 못하다가 신체의 약화된 기의 흐름을 예민하게 느끼게 되는 상태에 이르렀음을 의미하는 것이다.

위의 예를 종합해 보면 '기'란 어떤 외부 자극에 대해 몸 안의 신경계가 반응하는 작용을 의미하는 것 같지 않은가? 이는 외부 자극에 대해 본인의 의지와는 상관없이 일어나는 반응현상을 의미한다. 이러한 반응에 대응하는 역할을 하는 신체기관은 바로 '자율신경계'다.

한의에서 '목향빈랑환'이라는 처방은 대소변비삽(大小便秘澁, 변비)이나 기체(氣滯, 기가 체했다. 즉 기가 막혔다는 병증)에 사용 되는 것을 알 수 있다. '기체'와 연관된 가장 근접한 군약으로 귤피(귤껍질)가 있는데 교감신경계 약물로서 아드레날린(부신피질호르몬)으로도 알려진 노르에피네프린(Norepinephrene)과 유사한 역할을 하는 시네프린(Cynephrene)을 비롯해 부교감신경계 작용물질로 알려진 물

질(Guanidin,L-Stachydrine 등)도 다수 발견되기 때문이다. 자율신경
계는 교감신경에서 아드레날린이 분비되면 동공이 커지고 소화
가 안 되며 침이 마르고 가슴이 뛰는 등의 증상을 일으키게 하는
데 귤피는 '가슴에 기(氣)가 뭉친 것을 치료하며 음식 맛을 나게
하고 기운이 위로 치미는 것과 기침하는 것을 낫게 하고 구역을
멎게 하며 대소변을 잘 통하게 한다'고 동의보감에서 기록하고
있는 것과 자율신경계의 기능과 흡사함을 느낄 수 있을 것이다.

만일 '기(氣)'를 자율신경계라고 한다면 기의 존재를 이야기하
는 다른 현상도 고찰해 보면 기가 흐른다고 믿어지는 경락의 망
과 그 연결점인 경혈의 존재는 무엇일까? 예컨대 경혈에 침을
놓으면 자율신경계의 변화가 실제로 온다는 것은 일본의 Sakai
등은 뇌파검사측정을 통해 침구와 자율신경계의 변화가 상관성
이 있음을 입증했다. 이에서 '경혈'은 자율신경계에 영향을 끼
칠 수 있는 경험적으로 발견한 인체의 특정 감각신경의 분포부
위를 이야기한 것이다. 맛을 느끼는 혀의 부위가 다 다르듯 신체
의 감각기관은 균등하게 분포돼 있지 않다. 또 다른 방식으로 보
면 우리가 기공(氣功)이나 요가, 단전호흡이라고 부르는 수행을
통해 기(氣)를 통제한다는 사실은 많이 알려져 있다. 2005년에는
원광대 이명수 교수 등이 심전도검사(ECC)측정을 통해 기공치료
가 자율신경계를 변화시킨다는 논문을 발표했다. 이런 관점에서
우리의 의지대로 움직일 수 없다는 자율신경계도 노력에 의하여
변화 시킬 수 있다고 볼 수 있다.

고전의학서에는 인체를 하나의 소우주로 보고 여기는 옛 사람들에 의하여 우주의 오운육기(五運六氣)에 대응하는 한의학의 오장육부(五臟六腑)이론 등이 나오게 된다. 이와 반대로 우주를 인체에 빗대어 표현해 보면 기(氣)가 자율신경계라면, 이(理)는 의지대로 움직일 수 있는 체성신경계(감각, 운동신경계)라고 생각해 보자 실제로 성리학(性理學)의 이기론(理氣論)의 시작점인 사단칠정(四端七情)을 분석한 것이라 볼 수도 있다. 즉, 두뇌상태를 조절하는 이(理)와 기(氣)의 실체 역시 그것을 조절하는 외부세계와의 연락망인 체성신경계와 대비될 수 있다는 말이다.

    현대 의학적 측면을 고려한 성리학(性理學)의 이기론(理氣論)을 실생활과 연관된 도덕의 실행이 어떻게 나타나는가를 정의하고 체질과의 연관성을 규명하면 마음(本然之性)은 몸(氣質之性)의 행동을 막을 수 없으나 몸은 스스로 반응을 결정할 수 있어서 오감(五感)을 근육운동으로 이어 가든지 흥분자극을 수용할 수도 있는 것이므로 외적자극은 이(理)에 속하여 분별력이 나타나며 내적자극을 유발하는 기(氣)는 몸에서 내린 결정에 신속히 반응해야 하는 역할을 충실히 해야만 한다.

    그러나 그 반응의 모습은 제각각으로 나타나는 것처럼 보이지만 이것은 가지고 있는 장부의 모습에 따라 적절히 표현된 모습인 것이다. 체성신경계(體性神經系)의 운동, 감각신경은 마음에 속하여 통제 할 수 있으나 자율신경계(自律神經係)는 몸의 행동을 제어할 수 없음으로 기질로서 가식이 통하지 않고 들어 나는 것이다. 또 오감 외에도 상상(想像)에 의한 반응은 기(氣)의 움직임을 유발하여 자율신경을 자극하게 되는 것을 느끼는 것은 현재의 일들과 연관되었든지 연관되지 않았든지 스스로 반응에 결정하는 기의 힘에서 나온 것이다. 이로서 물러서든지 앞으로 나아가는 능력이 들어나게 된다.

3) 경락계통의 구성

경락계통은 경맥과 락맥으로 구성되어 있으며 기(氣)가 순행하면서 안으로는 장부를 연결시키고 밖으로는 근육과 피부를 연결시킨다.

경맥은 12정경(正經)으로 수족(手足)3음경과 수족3양경(三陽經)을 합쳐서 12정경이 된다. 독맥, 임맥, 충맥, 대맥, 음교맥, 양교맥, 음유맥, 양유맥의 8개의 맥을 기경(奇經)이라 하여 12경맥의 통솔과 연락, 조절하는 중요한 작용을 한다. 12정경은 기혈(氣血) 운행의 통로가 되고 분포와 주행에 일정한 규칙이 있어서 장부와 직접적인 락속(絡屬)관계를 가지고 있다. 흔히 경락치료라 함은 장부와의 락속관계를 이용한 관활 분포점의 자극으로 치료를 행하는 것이다. 위의 내용은 전문가들은 잘 알고 있으리라 생각되는 내용이며 건강에 대한 호기심 많은 일반인들에게는 상식적으로 알고 있으면 좋을 가벼운 내용이다. 뒤에서 좀 더 자세히 설명할 것이다.

4) 십이정경(十二正經)의 음양경(陰陽經) 분류표

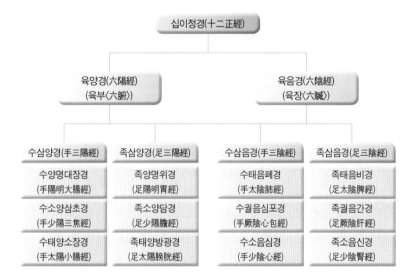

```
                    십이정경(十二正經)
                   ┌──────────┴──────────┐
          육양경(六陽經)              육음경(六陰經)
          (육부〈六腑〉)              (육장〈六臟〉)
      ┌───────┴───────┐         ┌───────┴───────┐
```

수삼양경(手三陽經)	족삼양경(足三陽經)	수삼음경(手三陰經)	족삼음경(足三陰經)
수양명대장경 (手陽明大腸經)	족양명위경 (足陽明胃經)	수태음폐경 (手太陰肺經)	족태음비경 (足太陰脾經)
수소양삼초경 (手少陽三焦經)	족소양담경 (足少陽膽經)	수궐음심포경 (手厥陰心包經)	족궐음간경 (足厥陰肝經)
수태양소장경 (手太陽小腸經)	족태양방광경 (足太陽膀胱經)	수소음심경 (手少陰心經)	족소음신경 (足少陰腎經)

5) 경락(經絡) · 장부(臟腑) · 표리(表裏) · 운행순(連行順) 및 유주표(流漆表)

음(陰) · 리(裏) · 장(臟)				양(陽) · 표(表) · 부(腑)		
태음경 (太陰經)	수(手)	폐(肺) ❶	➡ ❷ 대장(大腸)	수(手)	양명경 (陽明經)	
	족(足)	비(脾) ❹	⬅ ❸ 위(胃)	족(足)		
소음경 (少陰經)	수(手)	심(心) ❺	➡ ❻ 소장(小腸)	수(手)	태양경 (太陽經)	
	족(足)	비(脾) ❽	⬅ ❼ 방광(膀胱)	족(足)		
궐음경 (厥陰經)	수(手)	심포(心包) ❾	➡ ❿ 삼초(三焦)	수(手)	소양경 (少陽經)	
	족(足)	간(肝) ⓬	⬅ ⓫ 담(膽)	족(足)		

02 "체질의 분류"

  각 사람의 생김새를 유심히 보면 근육의 모습이 종아리가 불거져 나온 사람과 유난히 약하다는 느낌의 사람을 보았을 것이며 어깨가 허리에 비하여 매우 넓게 보이는 형도 있고 머리통이 유독 큰 사람도 있다. 이처럼 모두 다른 모습을 하고 있지만 신체의 몇몇 부위는 동일한 모습을 한 사람들로 나뉨을 보는데 이러한 닮은 사람끼리 집단을 구성한 후 그 모습을 정리해 보면 상체가 하체에 비하여 실한 사람과 배꼽의 아래쪽이 실하며 뼈가 약한듯하나 강한 사람 등의 부류로 나뉜다.

  또 신체(身體)를 상체와 하체로 구분하고 왼쪽과 오른쪽으로 나누었을 때 각각의 역할과 기능이 다름을 알 수 있다. 예를 들어 군인의 이동시나 훈련 시 발을 왼쪽부터 내밀게 하는 것은 몸의 향해가는 방향을 지시하고 나아가는 동적(動的)인 역할을 하는 까닭이며 오른발은 몸을 바로 서있게 하는데 중풍병자 중에 오른쪽에 마비가 온 사람은 왼쪽 마비환자보다 서있지 못하는 까닭도 여기에 있다. 왼손과 팔은 세밀한 일에 사용되며 오른손과 팔은 근력(筋力)이 더 세다. 옛 사람들은 뒤에서 임산부의 이름을 불러서 돌아보는 방향에 따라 성별을 감지했는데 왼쪽을 보면 아들이며 오른쪽은 딸로 보는 식별법이 있다. 이처럼 왼쪽을 양(陽)으로 구분하는 것은 동적(動的)이며 뜨거운 기운(熱)이며 위쪽(上)이 실(實)한 상태를 말하는 것이며 반대로 오른쪽은 음(陰)으로 정적(靜的)이며 차고(冷)아래쪽(下)이 실(實)한 상태를 말한다. 이러한 각 사람의 모습으로 기질과 소질과 성질과 좋아하는 음식 등을 알 수 있다. 이와 같이 사람의 성정(性精)을 양인(陽人)과 음인(陰人)으로 나눈 후 다시 태(太)양인, 소(小)양인, 태(太)음인, 소(小)음인으로 강약에 따라 구분하여 사상(四象)으로 분류함으로써 사람마다 각각 다른 특성을 조화롭게 혼합하여 아름다운 세상이 만들어지고 건강한 사회를 구현(具現)할 수 있는 것이다.

① 사상(四象)체질의 구분

오늘날 체질에 관한 여러 책들이 있고 다방면에서 다양한 경로로 사람들에게 전하여 지고 있으나 어느 정도의 자료를 수집하고 공부한 사람들의 말을 들어보면 이제마의 동의수세보원에서 주장하는 사상체질과는 다른 의견을 많이 접할 수 있다. 책으로 만들어져 사람들에게 읽히고 있는 것들을 찬찬히 살펴보면 처음에는 사상체질에서 시작하여 점차적으로 8체질, 8상체질이니 아니면 몇 백 체질로 흘러가서 알 수 없는 이론들을 내세우며 자신들의 주장에 짜 마춤 하는 식의 책들이 범람하다보니 일반인들은 아예 체질이야기를 하는 사람을 이상하게 바라 볼 정도로 무시되는 현상까지 왔다. 오늘날 양의와 한의의 갈등이 병자를 진심으로 생각한 의사의 본분에서 비롯된 것이라면 얼마나 반가운 일이겠는가. 기계는 본래 공학에 속하는 것으로 주방에서 사용되는 각종 도구들이 주부의 손으로 만들어지지 않은 것과 별반 다르지 않을 텐데 같은 의사끼리 상대방을 비방하며 자신만의 정당성을 주장하는 모습을 보면서 병자의 처지가 딱하게만 여겨진다. 이러한 맥락에서 오늘날의 체질을 말하는 사람들의 마음을 읽을 수 있는 한 예가 될 것이라 생각된다.

지구가 둥글다보니 우리의 모습도 닮아서 주관적사고의 발상자체가 수용 될 수 없는 것인지 각자의 다양한 주장들이 여기저기에 뒹굴고 있는지도 모르겠으나 병자의 처지에서 보면 지푸라기라도 붙잡고 싶은 절박감을 이용하는 상술은 병자를 대하는 자의 입장에서는 용납될 수 없는 것이다.

둥근 지구도 동서남북의 구획이 정해져 있고 밤과 낮으로 나뉘며 적도와 극지방으로 엄격하게 구분되어 있는 것은 변명의 여지를 구할 수 없으며 사람을 향한 어떤 것도 나쁘게 만드는데 사용되어져서는 안 되는 이유이다. 이제마 선생이 사람의 체질을 정리하여 발표한 내용을 오늘날의 우리의 생활과 결부시켜 인간생활을 더욱 편안하게 만드는데 사용될 수 있도록 발전시켜야 할 것이지 자신의 명예와 영달의 도구로 이용하여 또 다른 이론의 도구로 여기는 모습들로 인하여 연구의 내용은 변질되고 왜곡되어 체질을 아예 무시하고 두루뭉술하게 지나쳐 가는 한 부분으로 치부되고 있음을 말하지 않을 수 없다. 일일이 지적하여 다 기록하는 것이 부질없는 것이므로 범람하는 체질에 연관된 지식의 굴레들을 제대로 바라 볼 수 있는 계기를 제공하여 우리의 생활의 평안을 끼치는데 유익하기를 바라며 체질을 논해 본다. 사람을 각 부분으로 나누어 살펴보면 그 모습이 동일한 곳이 전혀 없다. 그러면서도 누구와 닮았다거나 혹은 동일한 사람으로 착각하는 경우들을 주위에서 흔히 보게 된다.

또 저 사람은 엄마, 나, 아버지를 꼭 빼 닮았다는 등의 말들을 하기도 한다. 이것은 체형과 성격과 기질들이 어우러져서 각 사람의 향기가 되고 좋아 하는 것과 싫어하는 것들이 모아져서 인간 공동체 속에서 조화를 이루며 균형 있는 삶을 영위하기 위한 조건이 갖추어 지는데 이것은 마치 사방이 각각의 반대에 위치하면서도 어우러져 하나가 되는 것과 다르지 않음이다. 이러한 기본 위에서 각 사람의 독특성을 찾아 내개(四個)의 그룹으로 나누고 이들이 지니고 있는 것들로 상호 보완적 관계를 형성함으로서 조화로운 사회를 유지하고 건강한 삶을 이룰 수 있게 하기 위한 것이 사상체질로의 구분의 본질인 것이다.

일부의 사람들은 지금도 혈액형이 성격과 관련이 있는 것으로 여기고 있는 것을 보면 잘못된 지식의 전파가 얼마나 우리의 삶에 영향을 심각하게 끼치는지 한번 더 생각하게 한다. 이미 많은 학자들에 의하여 규명되고 판명된 일인데도 여전히 믿고 있는 이유는 정해진 혈액형은 평생 변화지 않는다는 것을 알게 하여 체질의 한 부분이기 때문임을 전하고자 하는 까닭이 아닌가 생각하게 한다. 부모의 어느 한쪽 체질을 타고 나기 때문에 그 집안의 옛 모습이 계속해서 이어져 오면서 고유의 향기를 담고 있는 것으로 이러한 기반 위에서 체질별 장부, 체형, 기질 등을 펼친다.

1) 양인(陽人)과 음인(陰人)의 구분

소나무의 기상은 산의 모든 나무를 거느릴만하며 절개는 주위를 깨끗하게 하여 스스로 곧게 지켜나가고 뿌리는 넓게 펴져나가서 땅의 기운을 고루 섭취하는 특징(特徵)이 있고 감나무는 여러 모양의 열매를 맺기로 단연 으뜸이고 가지가 이리저리 뻗고 유별나게 단번에 부러지는 성질이 있으며 자라는 곳은 햇빛 잘 드는 양달의 다소 건조한 언덕 중턱에서 자라며 포푸라는 키가 보기 좋은 몸통으로 크게 자라며 많은 수의 가지는 조그만 바람에도 소리를 시원하게 들려주고 습지에서 뿌리를 땅속 깊이 박고 자라며 버드나무는 물가에서 연약한 모습으로 자라기 시작하여 성장하면 아주 통통한 줄기와 유연한 가지를 가느다란 다발을 이룰 정도로 많이 가지고 있다. 소나무와 감나무는 버드나무와 포푸라에 비하여 딱딱한 줄기와 가지를 가지고 있어서 쓰임새가 각각 다르다.

양의 기운이 강한 나무는 건조한 땅에서 자라며 산이나 들의 고지대에 있고 음의 기운이 강한 나무는 습지나 물가에서 뿌리를 깊이 박고 자란다. 이와 같이 사람도 양인의 모습은 위쪽이 발달해 있고 음인은 아래가 실하고 튼튼한 모습을 하고 있다. 조금 더 상세히 말하면 양인은 음인에 비하여 어깨가 넓고 엉덩이가 적은 것이 특징이다. 앞에서 예를 든 나무들의 모습에서 사람의 음인과 양인의 구별에 도움이 되길 바라는 마음이다.

(1) 양인의 구분

양인(陽人)에도 태양인이 있고 소양(小陽)인이 있는데 이는 마치 동서남북의 사방(四方)중에서 동쪽과 남쪽의 두 곳이 빛이 먼저 드는 곳이지만 동쪽이 해가 뜨는 곳이며 남쪽은 머무는 곳으로 각각 다른 것과 같다 하겠다. 사방을 여러 방향으로 나누면 얼마든지 나눌 수 있겠으나 우리의 삶의 방식에서 상대적인 평가로 옳고 그름을 구분 하듯이 방위 또한 이런 상대적인 관점에서 생각해야 할 것이다. 태양인이라고 표현 하는 것은 태(太:클태)로써 양의 기운이 크다는 뜻이며 소양인은 태양인에 비하여 소(小:적을소)로 구분지어 부르는 것이며 음인의 구분도 동일하다. 간혹 자신의 체질이 나쁜 것은 아닌지? 하고 질문하는 사람도 있으나 체질이란 각 사람이 타고난 독특한 것이며 결코 좋고 나쁨이 없는 것은 상호 보완적인 관계이며 양인이라고 부르는 근본 이유는 몸속의 열이 배꼽 위쪽에 머물고 있음이며 쉽게 얼굴이 붉어지는 등의 증상이 나타나는 사람이라 하겠다.

(2) 음인의 구분

음인이니 양인이니 하면 밝음과 어두움과 같은 느낌으로 다가올 수 있겠으나 이와는 다른 뜻으로 사람의 모습에서 배꼽 위와 아래의 허실로 구분 하는 것이며 모든 사람에게는 거의 동일한 열을 가지고 있으나 머무는 곳이 상체에 있느냐, 하체에 있느냐를 말하는 것일 뿐이다. 태음인은 허리아래의 다리가 대부분 굵고 종아리가 길쭉하기보다는 뭉쳐 있는 모습이며 소음인은 엉덩이가 몸집에 비하여 크고 몸매가 날씬하며 아름다운 목소리를 가지고 있다. 여기에서 허(虛)와 실(實)의 의미를 잘 알아 두어야 할 것은 실하다하여 좋은 것이 아니며 허한 것이 나쁜 것이 아니라 상호 보완적인 역할을 함으로써 조화를 구현하는 것이다.

해변의 모래밭은 사박사박하고 찰기가 전혀 없어서 각각으로 분리되어 있지만 물을 부어주면 엉켜서 미끄러움이 없는 단단함이 생긴다. 반대로 황토밭은 서로 엉켜 있고 물을 부으면 찰기가 더욱 강하게 뭉치지만 쉽게 모양이 변형되고 미끄러진다. 이런 모래 같은 상태를 허하다 하며 황토 같은 쫀득거림을 실하다 하는 것이며 사람에게 나타나는 증상으로는 변비 같은 실(實)한 상태와 설사를 하는 것을 허(虛)하다 하는데 이러한 증상을 조절하여 평(平)하게 몸을 유지시키기 위하여 체질을 잘 알고 있을 필요가 있는 것이다.

음인이 변비보다는 설사가 날 때 더 조심해야 하는 것은 실해야 할 부분이 허한 증상이 생겼기 때문이다. 즉 음인은 아래가 실하고 위가 허한 사람을 가리켜 하는 말이다.

2) 체질에 따른 장(臟)의 허실(虛實)

체질에 따라 나타나는 장부의 허실이 각각 달라서 정확하게 기억해 두지 않으면 높은 산에 올라서 내려올 길을 잘못 정하는 것과 별반 다르지 않음을 명심하고 자신의 체질을 정확히 알기 위하여 체질의 구분에 필히 알아두어야 할 장(臟)에 대하여 다시 한번 더 정리해 본다. 오행에서 폐는 금에 속하는 장기이다.

폐는 이대포엽으로 오장육부를 양산처럼 덮고 있는데 그 색이 백색에 주름살이 가늘면 폐가작고 굵으면 폐와 어깨가 크며 가슴이 벌어지고 목구멍이 내려가면 폐가 높이 달리고 겨드랑이가 좁고 갈비가 벌어지면 폐가 밑으로 떨어지고 어깨와 등이 두터우면 폐가 견고하며 엷으면 취약하다.

간에는 이대엽과 칠소엽이 있는데 왼쪽이 3엽이고 오른쪽이 4엽으로 나뉘며 목갑의 다엽같다 왼쪽갈비의 갈비뼈 위에 붙어 있으며 폐 속으로 들어가서 격락한다.

비장은 위장의 아래에 있으면서 위기를 도와주고 수곡의 소화를 맡는다. 비와 위는 막으로써 서로 이어져 있다. 입술이 황색에 주름살이 가늘거나 그 수가 적은 것은 비장이 작으며 거칠은 것은 비장이 크다.

신장은 배꼽과 서로 마주보면서 허리와 대응하고 있으니 허리는 신의 외후(外後)이다. 뒷편에 있으며 두개이다.

신은 밖을 주관하여 듣는 것을 맡고 있다. 귀의 좋고 나쁨을 보아서 그 성질을 알게 된다. 흑색에 주름살이 적으면 신장도 적고 주름살이 굵으면 신장도 크다. 귀의 높낮이에 따라 신장의 위치를 알 수 있다. 땀을 많이 흘리고 입욕을 하면 신장이 상하게 된다. 또 습지에 오랫동안 앉아 있거나 힘을 써서 물에 들어가면 신장이 상하게 된다.

위의 내용은 동의보감에서 빌려 왔으며 체질을 설명하는데 필수적이므로 반드시 기억해야 할 것이다.

3) 정(精)으로써의 구분

육체의 장부의 기능은 사람마다 동일하지만 허하고 실함에 있어서는 현격한 차이를 나타내므로 외부에 들어난 모습으로 내부의 상태를 바라볼 수 있도록 우리의 몸은 모습과 색깔로 표현해주고 있음을 알고 눈여겨 관찰하는 기준을 어릴 때의 부드럽고 탄력 있는 외형과 피부에 두고 살펴봐야 할 것이다.

우리의 몸은 내부에서는 감정의 변화에 따라 반응하며 외부는 온도와 연관된 것들을 분별하여 자신과의 거리를 정함으로서 건강한 삶으로 유지하고자 하는 강한 본능이 감싸고 있는데 감정의 표현은 칠정(喜怒愛樂悲恐驚)의 영향이 몸에 미치는 모습으로 지성, 감성, 신체의 변화 주기에 따라 차이를 보인다. 또 온도에 민감 할 수밖에 없는 것은 똑 같은 온도라 하더라도 습기를 많이 머금은 공기도 있고 세찬바람이 불기도 하며 아주 건조한 공기를 마셔야 하는 환경도 있으므로 부딪혀 오는 이 모든 조건들에 대하여 조화롭게 반응해야 만이 건강을 유지할 수 있기 때문이다. 몸에 영향을 끼치는 외부적 요인으로는 한습풍온열조화(寒濕風溫熱燥火)의 7가지가 있다. 이런 내·외적 요인들에 대하여 각각의 체질은 강약의 차이를 보이는데 이는 장부의 허실에 따라 적응하는 능력의 차이에서 비롯된 것이다.

⑴ 태양인

① 정(精)으로 본 태양인

체질을 말하는 사람들과 대화를 해보면 태양인은 여타 체질에 비하여 소수의 사람들로 인식하고 있는데 무슨 연유에서 그렇게 알고 있는지 자세히는 알 수 없으나 짐작하기로는 동의 수세보원에서 태양인의 수가 적다고 한 것을 별다른 연구 없이 그대로 받아들여 구설로 퍼져나가 전해진 것이 아닌가 쉽다. 이 같은 예로 볼 때 체질의 정확한 분별의 노력이 없었음을 알 수 있고 일반인들이 말하는 자신의 체질이 정확하지 않는 것은 당연한 것이라 여겨진다. 조화로움의 기본은 균등해야 할 것이다. 즉 치우침이 없어야 하는데 그 균형은 많은 것이 적은 것으로 흘러 들어가서 평화로움을 이루는 것이다. 체질도 예외가 될 수 없으므로 체질별 사람 수의 많고 적음은 있을 수 없음이 분명하여 진다. 다만 어떠한 구성 원리로 이루어 졌는가를 알아보면 지구는 적도를 기점으로 남반부와 북반부로 나뉘고 본초자오선을 기준으로 동서로 나누는데 여기에서 동쪽으로 구분되어진 것은 해가 먼저 뜨는 까닭으로 같은 시간대에서 본다면 양에서 시작하여 음으로 진행되는 곳이 동이고 음에서 시작하여 양으로 진행되는 곳을 서라고 말하고 있음은 알고 있는 사실이다. 처음 시작점을 동과 서로 구분하는 기준으로 삼은 것처럼 체질 또한 사상이 있을 뿐이다. 이로써 약재의 성질이 비슷하더라도 음양의 구분에 따라 체질별로 처방이 가능해지게 된다.

동서의 구분에 의하여 음양을 분명히 나타내게 되었고 이로써 양의 땅에 속한 우리는 양으로써의 음이 많음은 조화를 위한 당연한 결과임을 알 수 있다. 또 그 짝은 음으로써의 양이 되어야 할 것이다. 그래서 남자는 주로 음인이 많고 여자는 양인이 많은 것이다. 옛적의 남성기준의 연유로 태양인이 적다 한 것이지만 사실은 여자와 함께 나누면 다른 체질과 별반 차이가 나지 않는다. 태양인의 눈에 보이는 모습을 구분하여 각각의 특징을 세세히 밝혀 설명해 두고자 하니 주위의 사람들의 모습을 주의 깊게 살펴봄으로써 구성원들의 체질을 식별해 내는 능력이 있기를 바란다. 태양인은 초원에 다양한 모습의 초식동물들이 가득하듯이 다른 체질보다 유독 여러 체형으로 나뉜다.

태양인은 고온과 저온에 약하다. 섭시 32도까지는 잘 견디다

     나를 알게 하는 재미있는 체질이야기

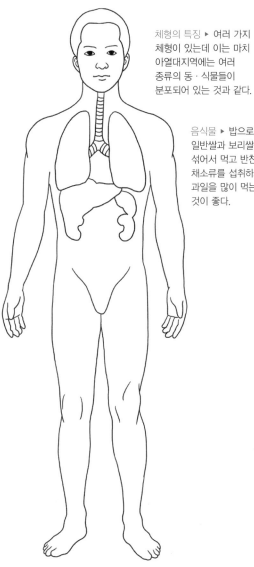

체형의 특징 ▶ 여러 가지
체형이 있는데 이는 마치
아열대지역에는 여러
종류의 동·식물들이
분포되어 있는 것과 같다.

음식물 ▶ 밥으로는
일반쌀과 보리쌀을
섞어서 먹고 반찬은
채소류를 섭취하고
과일을 많이 먹는
것이 좋다.

가 그 이상이 되면 땀을 흘리고 힘들어 하고 섭시3도 이하로 내려가면 갑자기 추위를 타기 시작한다. 추위에 더욱 약함으로 손발을 따뜻하게 해 주지 않으면 관절에 이상이 잘 온다. 이점은 몇 번을 강조해도 부족하다. 반드시 명심해야 한다.

② 태양인의 장부(臟腑)

태양인은 상체가 하체에 비하여 실(實)한 사람으로 폐가 크고 대,소장이 다른 체질보다 길다. 폐는 기(氣)를 주사(主司)하는 기관으로 코로 통하므로 냄새에 예민함을 보이고 스스로 기(氣)가 왕성한 까닭에 채식(菜食)을 하여야 하며 이로 인하여 대장의 길이가 길어서 소화를 원활하게 하도록 하는 것이 당연한 것이다. 폐가 실하여 육식(肉食)을 하지 않는 것이 몸에 유익하므로 독이 있거나 소화가 더딘 음식을 멀리 하도록 상대적으로 간이 작게 만들어져 있다. 냄새에 민감한 것은 간이 나쁜 냄새를 싫어하기 때문이다. 과다한 육식이나 약을 복용하면 뼈를 감싸고 있는 근육들로 보내져야 할 힘이 소화력에 집중되어 감소되므로 다리뼈가 휘어지게 되고 엄지발가락이 휘어 들어오는 현상이 생기는데 이 같은 증상은 태양인에게 흔한 증상이며 과다한 육식으로 유방암에 걸린 사람의 대부분도 기의 과다한 흐름에 의한 이상 현상으로 비롯되었다 할 것이다. 엄지발가락이 휘는 것은 비장의 경락이 흐르고 있기 때문이며 음식물과 깊은 연관이 있다.

태양인은 유독한 기름 냄새를 멀리 하여야 한다. 예를 들어 서양화를 그리는 작업은 독한 물감에 노출되는 결과를 낳아 검은 빛이 눈 가장자리와 이마주위에 퍼져있는 모습을 보게 되는데 이는 몸이 고통 중에 있음을 보여주고 있는 것이다. 냄새는 코로 들어가서 폐에서 간과 연결되어지는 까닭이다. 폐의 위치는 흉강의 양쪽 횡격막 윗부분에 좌우 한 개씩 있고 등뼈의 셋째 마디에 연결되어 있으며 오른쪽은 사엽이고 왼쪽은 삼엽이다 간의 위치는 횡격막의 아래 복강(腹腔)의 오른쪽 위쪽에 있으며 척추의 아홉째 마디로 연결 된다. 고기(高氣)는 간이 큰 사람이 먹는 음식이다.

③ 태양인의 체형(體刑)

만물의 모양이 다 다른 중에 사람이라 하여 특별하지 않음은 사람의 체형 또한 각 부위의 모습을 조금씩 달리 하고 있을 따름이다. 태양인만의 독특한 공통점을 밝힘으로써 공동체 속에서의 삶을 조화로움과 건강한 사회로 만드는 역할을 수행할 수 있길 바라는 마음이다. 오늘날 태양인의 모습은 얼굴이 사각지고 겨드랑이에서 허리까지 직선을 이루고 엉덩이가 허리선과 비슷하게 내려와 허리가 잘록하지 않으며 마른 사람이 많다는 말만 믿고 그렇게 알고 있을 것이다. 이런 모습의 태양인도 한 체형에 속하지만 오늘날 이 체형의 소유자들이 대부분은 살이 쪄서 비만형으로 변해 있음을 보게 된다.

태양인을 알기 위해서는 우리가 살고 있는 땅이 지구의 동쪽에 속한다는 것을 이해할 수 있어야 한다. 이 때문에 태양인의 남자는 다른 체질의 사람의 수보다 그 수가 적고 여자는 상대적으로 음인인 태음인 소음인의 짝으로써의 숫자에 거의 맞도록 구성되어 있는 것이다. 남자 중에서 턱이 납작하고 수염이 없는 체형도 태양인에 속하며 대부분의 태양인은 손목과 발목이 유독 다른 체질의 사람들보다 가늘다. 또 피부의 색깔이 다른 체질의 사람에 비하여 색깔이 진한 황색이다. 그러나 개중에는 그렇지 않는 사람도 있으므로 종합적으로 판단해야 할 것이다. 군것질을 좋아하여 입을 쉬는 것을 싫어한다.

④ 태양인의 체형별 모습

1 입이 큰 형

얼굴이 작은 듯하고 가름한 얼굴이지만 실지로는 머리통이 크며 머리카락이 굵다. 발가락이 엄지부터 가지런하고 발의 볼이 넓다. 손은 조막손이고 좀처럼 시간을 가만히 쉬면서 보내지 않고 부지런히 움직이기를 좋아해서 여러 방면에 관심을 보이고 실지로 하기도 하며 나누어 주기를 잘하는 형의 사람으로 대부분의 태양인에서 보이는 모습이며 키가 그렇게 큰 사람이 이 체형에서는 잘 나타나지 않고 손가락이 짧으면서 통통한 느낌을 주는 태양인으로 얼굴에 비하여 입이 큰 모습의 사람이 많다.

2 새끼손가락이 유독 짧은 체형

소음인과 비슷한 체형을 가지고 있으므로 곧잘 소음인으로 잘

못 판단 할 수 있는 태양인으로 허리가 길고 몸매가 가늘고 키가 다소 크다고 느껴지는 형이며 다른 태양인의 여러 체형에서는 나타나지 않으므로 체질의 구분이 어려운 모습의 체형으로 구분이 애매할 때 세끼손가락의 길이를 비교해 봄으로서 쉽게 구분할 수 있을 것이다. 이때 피부의 색깔을 살펴야한다. 소음인은 가늘고 긴 손가락을 가지고 있어서 넷째손가락의 첫째마디 위에 새끼손가락의 끝이 와 있고 태양인은 아래에 짧은 느낌을 주면서 위치하고 있다. 새끼손가락에는 심장의 경맥이 흐르는 곳으로 태양인에게만 유독 많이 짧은 새끼손가락이 나타난다.

3 턱이 뾰족한 체형

턱이 뾰족한 사람은 입이 비교적 작은 형의 사람이 많은데 태양인의 입이 대부분 큰 것과는 대조적이다. 이 체형의 사람은 입술도 얇고 남자는 털과 수염이 별로 없으며 여자는 몸에 털이 적은 체형이다. 태양인들의 보편적 판단의 기준이 된다. 다물었을 때와 벌렸을 때의 입의 크기가 현격히 차이가 나는데 벌렸을 때의 입의 크기는 다른 체질의 사람보다 더 크다. 뒤통수가 나온 사람이 없고 다소 납작한 모습이며 눈썹이 적고 일자 형태이다.

4 웃을 때 윗 잇몸이 보이는 체형

얼굴이 다소 긴듯 하면서 광대뼈가 튀어나온 형으로 이빨이 가지런하고 작다. 소음인 중에도 윗 잇몸이 보이는 형이 있으나 태양인만큼 많이 보이지 않고 살짝 보인다고 표현할 수 있겠다. 구분이 어려울 때는 이빨의 크기를 봐서 크면 소음인이다.

5 유방이 큰 체형

다른 체질에 비하여 유방이 큰형으로 어깨가 넓지 않으면서 유방이 별나게 큰 형으로 몸매에 비하여 유방이 큰 것으로 불만을 많이 표출하기도 하는 체형이다. 몸에 비하여 지나치게 크다고 느낀 나머지 수술로 적게 만들어 보려고 하기까지 하는 형이다.

6 눈이 크고 상체가 유난히 넓은 느낌의 체형

머리가 크며 상체가 하체와 비교 했을 때 매우 넓다는 느낌이 들고 하체가 부실하지만 인상은 아주 강한 느낌을 풍기는 체형이다.

7 눈과 눈 사이가 먼 체형

눈 사이가 먼 체형 중에는 얼굴이 갸름하고 머리카락이 굵은 체형에 주로 나타나는데 소음인의 체형과 많이 닮은 형에서 볼 수 있으므로 혼돈 하지 않토록 조심해야 할 것이다. 소음인은 눈의 동자가 밖으로 향한 듯하다.

8 발목이 가늘고 다리의 근육이 유난히 강해 보이는 체형

여성으로 남성과 같은 강한 근육질과 털이 난 다리를 가진 형으로 남성일 때는 당연한 것으로 보일 수 있겠으나 여성으로서는 특이한 모습으로 귀하게 나타나는 체형이다.

9 태양인의 체형으로 판단할 때

태양인의 체형을 살펴보고 있으면 산에서 보는 홍송, 해송, 육송, 키 큰 소나무 키 작은 소나무 등의 여러 모습을 대하는 것 같은 느낌을 받는다. 태양인의 체질을 구분 하여 알고자 하면 다른

체질에 비교하여 가장 큰 머리통이며 눈과 눈 사이를 볼 것이며 이빨의 크기도 관찰해야 하며 입의 크기도 보고 피부의 색이 다른 체질보다 가장 짙은 황색이고 턱이 뾰족한지를 보며 왼손잡이가 아닌지도 살펴봐야 하며 어깨가 앞으로 휘지 않아야 하며 발바닥의 볼이 유난히 넓고 평발인 사람인지 살펴봄으로서 체질을 구분 하는데 기준점이 될 것이다. 태양인의 체질구분이 어려울 때는 턱을 잘 살펴보라 다른 체질보다 턱의 모습이 뚜렷이 구분되는데 입술로부터 아주 평평하면서 턱의 끝을 향한 경사가 급하고 끝단은 뾰족한 모습이다. 허리가 잘록하지 않고 겨드랑이에서 내려오는 선과 직선을 이루며 어깨의 주걱뼈 아래가 꺼져 있어서 여자의 경우에 브레지어의 끈이 그곳에 걸리는 모습을 하고 있다. 엄지발가락이 안쪽으로 휘어 진 모습의 태양인이 많은 것 등의 모습들을 보면 폐와 간의 대소($大小$)의 영향이 체형의 모습에서 나타남을 볼 수 가 있다. 태양인 중에는 머리카락의 올이 굵고 나이가 젊을 때 이마의 앞쪽에 뭉쳐서 흰 머리카락이 나는 체형이 있다.

(2) 소양인

① 정($精$)으로 본 소양인

산중에 소나무가 있다면 감나무는 산 아래 밭 근처나 집 마당의 한 켠에 자리 잡고 가을이면 다양한 모양과 맛의 감들이 탐스럽게 열려 황금빛으로 익어간다. 쉽게 가지가 부러지므로 딸 때에도 가지를 부러뜨려 여러 개가 함께 달린 상태로 거두어들인다. 감나무가 여러 모양의 열매를 수용하듯이 소양인도 다른 체질의 사람들 속에서 가장 원만한 관계를 유지하면서 상호 조율하는데 재주가 있고 비밀이 있다면 아예 잊어버릴 정도로 스스로 지키는 힘이 강하다. 감나무의 가지가 휘기보다는 부러져 열매를 거두게 하듯이 자신의 일에는 타협에 약하여 굽히기보다는 설득하여 관철 시키고자 함으로 고집이 센 모습으로 보이기도 한다. 자리에 머물 때에는 앉아 있기보다는 눕기를 더 좋아하는 것은 태양인이 차를 타고 갈 때나 어떤 곳에 머물 때 눕는 것을 싫어하는 것과는 대조적이다. 생각에 임하면 너무나 골똘히 생각에 빠지는 경향으로 길게 생각하기보다는 짧은 시간에 깊이 생각하고 가만히 있지 않고 이리 저리 움직여야 하는 것은 몸이 날렵하고 하체가 가볍기 때문이겠다.

② 소양인의 장부(臟腑)

소양인은 태양인과 함께 양인으로 어깨가 넓고 허리가 가는 특징을 가지고 있지만 태양인보다는 어깨의 폭이 얇은듯하며 살이 별로 없고 피부가 더 희다. 태양인은 종아리가 굵은 사람이 많지만 소양인은 그 수가 적다.

비장(脾)은 소화를 주사(主司)하는 기관으로 입술(脣)에 나타나는데 지나친 활동으로 열을 받으면 물집이 생기며 껍질이 벗겨지기도하고 비장의 기운이 차지면 푸른빛을 띠게 된다.

나를 알게 하는 재미있는 체질이야기

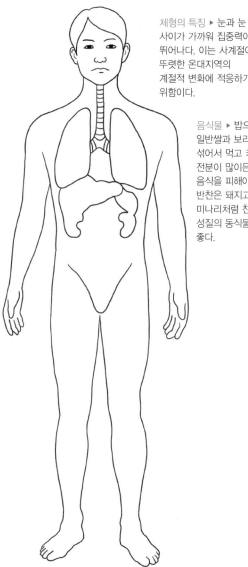

체형의 특징 ▶ 눈과 눈
사이가 가까워 집중력이
뛰어나다. 이는 사계절이
뚜렷한 온대지역의
계절적 변화에 적응하기
위함이다.

음식물 ▶ 밥으로는
일반쌀과 보리쌀을
섞어서 먹고 카레나
전분이 많이든
음식을 피해야 한다.
반찬은 돼지고기가
미나리처럼 찬
성질의 동식물이
좋다.

이 체형은 음식의 간을 적절하게 맞추는 능력이 탁월하고 위장의 기능이 실하여 소화력이 왕성하지만 항상 더운 기운이 가득하므로 대부분의 더운 성질의 음식을 피하는 것이 좋고 이것으로 신장을 보호 할 수 있다. 소화력이 왕성하다 하여 지나치게 먹게 되면 몸의 배수관 역할을 하는 신장에서 심각한 문제가 발생하는데 대표적으로 허리가 이유 없이 아픈 경우가 이에 해당된다. 이럴 때에는 맑은 물을 미지근하게 하여 많이 취해야 할 것이다. 비장의 위치는 위의 왼쪽 뒤에 있는 내장으로 둥글고 해면(海綿)모양으로 되어 있으며 림프구를 만들고 노폐한 적혈구를 파괴하는 구실을 하며 그 힘이 실하여 소양인의 대부분은 살이 찌지 않으며 위장을 거느리고 음식물의 소화를 원활하게 하지만 상대적으로 음식을 함부로 먹지 못하도록 신장(腎)기능이 허 하게 이루어져 있어서 신속한 배출이 어렵게 됨으로써 스스로 음식을 구분하며 그 양을 조절하지 않으면 안 되는 것이다.

비장의 기운과 신장의 기운이 서로 소통하지 못하므로 발생하는 여러 가지 문제들은 모든 체질에 나타나지만 특히 소양인은 그 증세가 심하여 허리를 쓰지 못하는 고통에 시달리게 됨을 명심해야 할 것이다. 방광(膀胱)이 신장(腎)과 연결되어 있으므로 허한 증상으로 물을 보면 소변이 즉시 마려운 것도 이 때문이다.

③ 소양인의 체형

비장의 힘이 실하고 신장의 힘이 허한 사람을 가리켜 소양인이라고 하는데 여러 체질 중에서 가장 날렵해 보이며 서양에서 많이 나타나는 체형으로 동양 쪽에는 많지 않는 체질이며 남, 여의 수가 비슷하게 구성되어 있고 다른 체질에 비하여 구분이 쉬운 편이다.

태양인과 함께 양인인 까닭에 고개를 들고 팔(八)자 걸음을 걷고 어깨가 넓지만 머리통이 확연히 작으며 태양인은 눈과 눈 사이가 멀지만 반대로 눈과 눈 사이가 다른 체질을 통틀어 가장 가까운 모습이며 체형이 다양하지 않다. 머리통의 뒤의 모습은 역삼각형으로 소음인과 비슷하나 아래로 숙이지 않으며 튀어 나와 쉽게 구분이 가능하다. 바지의 가랑이에 궂은날 흙이 묻어 있는 경우가 많은데 이는 팔자 걸음걸이에서 비롯된 것이다. 허리를 곧게 세워서 걷고 어깨를 흔들지 않는다. 피부의 색깔이 다른 체질과 비교했을 때 가장 흰 피부를 가지고 있으며, 이빨은 송곳니가 뾰족하면서 길게 발달되어 있다. 머리카락이 나이가 들어도 검은색을 유지하고 있는 사람이 많다. 허리가 가늘므로 어깨가 유난히 넓어 보인다. 이마의 폭이 좁은 것이 소양인의 특징 중의 하나이며 발등이 다른 체질에 비하여 높다.

④ 소양인의 체형별 모습

▮ 얼굴이 넓은 체형

머리통이 다른 체질의 사람들보다 작으며 얼굴이 사각 인듯 하나 턱뼈가 강한 느낌을 주면서 앞쪽으로 휘고 주걱턱의 모습을 하고 있으며 머리카락이 굵고 이마가 좁은 모습이다. 종아리가 길쭉하면서 굵은 형으로 올이 굵은 털이 나 있다. 다른 체질과 비교하면 얼굴이 넓다고 할 수 없겠으나 같은 소양인의 모습에서는 더 넓은 형으로 구분 할 수 있고 좀 더 강한 느낌의 소양인으로 보이며 종아리의 굵기도 다른 체질과 비슷한 모습이지만 발의 생김새가 태양인처럼 볼이 넓지 않고 발가락도 짧지 않는 형이며 이마의 폭이 좁다.

2 얼굴이 좁은 체형

뒷통수가 튀어나왔고 역삼각형이며 이마가 좁고 눈과 눈 사이가 가깝고 코 망울과 코 구멍이 좁고 높은 형이며 허리가 가늘며 종아리도 더 가는 모습이다. 소양인은 머리가 빠진 대머리인 사람이 잘 없으며 송곳니가 뾰족한 모습이며 손가락의 마디는 굵고 가늘며 길지 않다. 여자는 몸매가 날씬하며 살이 찐 모습을 보기 힘들며 유방이 대부분 크지 않다. 대부분 눈썹의 끝이 위로 향한 모습이며 눈도 그리 크지 않다. 신장이 허(虛)한 까닭에 허리가 유독 가늘며 엉덩이는 보기 좋은 크기를 하고 있으며 날렵한 모습이므로 구별이 어렵지 않은 체형으로 구분 할 때는 눈과 눈 사이를 유심히 살피고 머리카락을 관찰한다면 쉽게 구별할 수 있을 것이며 피부의 색깔은 아주 엷은 황색으로 다른 체질보다 흰색이다. 의자에 기대어 졸 때도 반듯하게 눕기를 좋아 한다. 다른 체형과의 구분 시에 손바닥의 색깔을 비교하여 가장 흰색에 가까운 사람이 소양인이며 물(水)을 보면 소변이 마려워 지며 소음인은 긴장하거나 두려운 일이 생기면 소변이 마려워 지지만 이와는 반대로 소양인은 오히려 소변이 잘 나오지 않는 특징이 있다.

❸ 깡 마른 형의 체형

키가 작지만 목소리가 크며 깡마른 모습의 체형으로 태양인 중에도 이와 유사한 체형이 있으나 머리통이 둥글고 머리카락이 빠지지만 이 체형은 소양인의 기본 체형으로 키가 작은 차이가 있을 뿐이다.

❹ 아래턱이 앞쪽으로 나온 체형

이마가 좁은 소양인에 비하여 넓고 아랫입술이 도톰하며 윗이빨과 맞는데도 턱은 앞쪽으로 휜 모습의 말하기를 좋아하는 체형으로 독선이 다소 강한 듯한 느낌을 받게 된다.

❺ 소양인의 체형으로 판단 할 때

먼저 눈과 눈 사이를 보면 여느 체질보다도 가깝게 느껴지며 눈이 작은 사람이 많고 날카롭게 보이며 물건을 구입 할 시에 고르고 있을 때에는 옆에 아무도 없는 것을 더 좋아하는 특징이 있고 혼자서 조용히 사색하기를 즐기는 체형이다. 이마의 가로 폭이 좁은지를 살펴보고 소양인과 소음인을 구분이 잘 안 되는 모습의 사람도 있는데 이럴 때에는 말(言)소리를 들어보면 소양인의 목소리가 더 날카롭게 들린다. 목소리. 걸음걸이를 관찰해 본다. 소양인 중에는 아주 가늘게 느껴지는 목소리로 고양이의 소리와 같은 느낌의 목소리의 소유자가 있는데 몸은 작지 않다. 잠

자리 공간의 온도가 상하 즉 바닥의 온도와 윗 공간의 온도가 일정한 것이 건강에 좋고 또한 이러한 환경을 좋아한다. 소양인은 침대생활을 즐기는 이유이다. 발의 폭이 앞뒤가 일정하다. 머리통이 큰사람이 없다.

(3) 소음인

① 정(精)으로 본 소음인

적도근처의 열대지역에 속한 국가의 사람들은 주로 소음인들로 구성되어 있는데 이들은 몸이 아주 유연하고 무척 부드러운 피부를 가지고 있으며 손, 발이 넓지는 않고 손가락과 발가락은 다른 체질보다 길고 가느다란 모습이며 살이 찐 사람과 야윈 사람으로 극명하게 나누어지는 체형으로 얼굴이 역삼각형의 모습인 사람은 야윈 쪽(흑인, 동남아지역사람)이고 둥근형은 목이 짧고 통통하게 살이 찐 사람(인도와 인근지역사람)으로 각각의 특징을 가지고 있다. 야윈 쪽의 모습은 소양인과 닮은 모습이고 둥근형은 태음인과 혼돈하기 쉬운 모습이므로 구분에 신중해야 할 것이다. 피부가 햇빛에 노출되면 소양인은 붉게 타지만 소음인은 검은색으로 쉽게 변하므로 노출에 조심하는 사람을 주위에서 많이 보게 된다. 줄기의 굵기에 비하여 가느다란 많은 수의 질서 없이 뻗어 나온 포푸라의 가지가 마치 큰 몸통에 꽂아 놓은 듯 하고 조그만 바람에도 쉽게 흔들리면서 잎사귀가 서로 부딪히며 내는 소리는 여름에 매미소리와 함께 시원함을 선사하는데 소음인의

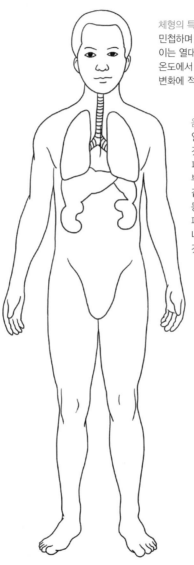

체형의 특징 ▶ 날렵하고 민첩하며 유연한 체형으로 이는 열대지역의 높은 온도에서 나타나는 습도의 변화에 적응하기 위함이다.

음식물 ▶ 밥은 찹쌀과 일반쌀을 섞어서 먹는 것이 좋고 보리 쌀은 피해야 한다. 반찬은 뿌리채소나 닭고기와 같은 따뜻한 성질의 동식물이 좋고 생강과 파와 같은 향기가 나는 양념을 사용하는 것이 좋다.

예민한 성격과 날씬한 몸매에 어울리는 모습으로 상상 할 수 있을 것이다.

② 소음인의 장부(臟腑)

소음인의 장부의 모습은 아래에 있는 신장이 실하고 위의 비(脾)장이 허한 까닭에 허리가 다른 체질보다는 굵고 단단한 모습으로 왼쪽 열한 번째 위의 갈비뼈 사이에 들어있는 신장은 강낭콩의 형상을 닮았고 몸속의 불필요한 물질을 방광으로 보내는 역할과 정(精)을 생산하는 기관으로 소음인이 몸이 허하여 임신을 못하는 사람이 거의 없는 것도 신장이 실한 연유에 있는 것이다. 더운 기운이 배꼽아래에 머물고 있으면서 위쪽(上)의 기운과 교통하며 조절하는데 비장의 기운이 허(虛)하므로 위장(胃)의 소화력이 떨어 져서 나이든 대부분의 소음인들은 음식물로 인하여 복통을 호소하는 사람이 많다. 역류성 식도염이 있는 대부분의 사람은 소음인이다. 이러한 이유로 늘 따뜻한 성질의 음식물을 섭취 하여야 하며 몸 주위의 온도도 따뜻하게 관리 하여야 건강 할 수 있다.

어떠한 약이든지 장복(長服)하지 말아야 하며 꼭 먹어야 할 때는 띄엄 띄엄 쉬어 주어야 하는데 오히려 양약을 좋아하는 것은 신장이 실한 까닭으로 위장의 내려 보내는 힘과 신장의 걸러내는 힘의 균형에서 신장이 우위에 있음이다. 소음인은 찬 기운이 몸의 위쪽에 머무는 것은 밖의 더운 기운이 몸속까지 들어오지 못하도록 뿜어내어 쫓아 버리기 위한 조치이지만 음식물은 더운 성질의 것을 섭취하여 안을 보호하여야 하는 것이다. 위장(胃)에서 소화된 음식물들은 아래로 내려가면서 점점 차져서 결국에는 몸 밖으로 내보내 지는데 신장의 더운 기운을 유지하기 위해서는 다소의 따뜻한 성질이 유지되는 음식물이 신장을 돕게 되어 상부와 하부의 조화를 이룰 수 있는 것이다. 향기나는 음식을 지나치게 먹으면 머리카락이 빠진다.

③ 소음인의 체형(體刑)

허리가 굵고 옷을 입었을 때 매무새가 아름다우며 민첩해 보이는 형으로 동그란 얼굴에서부터 역삼각형의 모양인 얼굴까지 다양한 모습을 하고 있으나 어깨가 양인에 비해 좁고 손가락이 길며 주름이 많거나 손이 몸에 비하여 큰 모습으로 몸과 대조적인 손의 모습을 하고 있다. 이마가 튀어나온 모습이 많고 눈썹 끝이 수평이거나 아래로 내려온 형이며 눈과 눈 사이가 멀지 않지만 눈동자를 보면 바깥으로 향하고 있는 느낌을 주며 코가 아래로 내려오면서 코 망울이 옆으로 넓은 모습과 코 구멍이 위로 향한 형이 많고 턱은 강한 느낌을 주고 허벅지 부분이 굵고 종아리 부분은 늘씬한 모습을 하고 있다.

④ 소음인의 체형별 모습

■ 역삼각형의 얼굴 모습의 체형

역삼각형의 얼굴 모습의 체형(體刑)을 보면 나이가 들면 머리카락이 이마 중앙 부분은 빠지지 않고 눈썹위로 깊이 빠진 사람이 많고 눈썹이 진하지 않으며 갸름한 얼굴로 턱 부분이 단단하게 느껴지며 어깨부터 허리까지 살이 찌지 않고 늘씬한 몸매를 한 사람이며 손처럼 발도 칼 발이며 기다란 느낌이다. 어깨가 다소 넓어 소양인과 구별할 때 신중해야 바른 판단을 할 수 있는 형으로 소양인보다 더 역삼각형의 모습이다.

② 둥근형의 얼굴 모습의 체형

반대의 모습으로 동그란 얼굴로 이마부분이 볼에 비하여 현격히 좁고 눈썹이 진하지만 처진 모습이며 눈이 부리부리하고 태양인과 달리 턱이 단단한 느낌을 주며 갈비대가 벌어진 형으로 허리까지 몸통이 동그란 모습이며 여자들은 엉덩이가 크고 하체가 쉽게 뚱뚱해지기 쉬운 체형이다.

③ 얼굴이 좁고 코가 뾰족한 모습의 체형

얼굴이 좁고 날카롭게 생기고 코가 뾰족한 형으로 눈썹이 진하며 일자형이고 입과 턱의 폭이 비슷하며 단단한 느낌으로 키가 큰사람이 있고 몸매는 훤출하면서 머리카락도 빠진 사람이 없는 체형이다.

④ 역삼각형 얼굴의 약한 몸매의 체형

가냘픈 듯한 몸매로 역삼각형의 얼굴 모습이며 얼굴이 다소 길며 키가 그리 크지 않으며 발걸음이 나란히 걷는 모습인 사람으로 침착한 느낌의 체형이다.

⑤ 겨란형 얼굴 모습의 체형

얼굴이 길고 겨란 형으로 겨드랑이부터 허리까지 굴곡이 없고 엉덩이 근처에서 굵어지는 형이 있으며 엉덩이는 뒤로 내민 모습으로 볼록하다.

⑥ 새(鳥)가슴 모습의 체형

이마가 튀어나오고 역삼각형의 얼굴이지만 머리 윗부분이 크면서 둥근형의 사람이 있고 흉골(胸骨)이 붉거져 새(鳥)의 가슴처럼 생긴 모양의 소음인으로 눈썹이 가늘고 손가락이 길쭉길쭉하며 유난히 어깨가 좁고 발의 폭이 좁은 모습을 가지고 있다.

⑦ 소음인의 체형으로 판단할 때

소음인은 손가락의 길이가 길면서 주름이 많고 목소리와 피부가 부드러우며 색깔이 태양인의 체질에 비하여 희면서도 검은빛이 다소 도는 느낌이다. 햇빛에 노출되면 피부가 쉽게 검게 변하고 머리를 뒤로 제치고 걷지 않으며 발을 가지런한 모습으로 걷는다. 체질의 구분이 어려울 때는 코의 모습을 유심히 관찰해 보라 코의 망울이 뒤쪽으로 당겨진 모습임을 알 수 있을 것이다. 입이 돌출된 모습이 아닌지 살펴보고 또 몸이 유연하고 뼈가 보기에 비하여 아주 단단하다. 걸음을 조심해서 걷는 듯한 느낌이 들며 웅덩이가 좌우로 흔들리는 걸음걸이는 소음인의 특징이다. 새가슴은 소음인에게만 있다.

(4) 태음인

① 정(精)으로 본 태음인

어깨가 앞으로 모아지고 처져서 한복을 입으면 잘 어울리고 조금만 더워도 땀을 많이 흘리는 체형으로 우리나라의 대표격인 체질의 사람이라 하겠다. 그러나 서울 이남에는 많지 않는 체형이며 여자는 참 귀하다.

물가의 버드나무는 자랄 때에는 가냘픈 모습이지만 일정한 크기에 도달하면 뿌리를 땅속 깊이 박고 줄기가 굵어지기 시작하며 긴 가지를 땅을 향해 늘어 드리고 있는 모습과 같이 다리부위가 탄탄하면서도 굵고 피부의 색은 흰색으로 손의 모습도 가냘픈 모습으로 귀여운 손가락을 가지고 있거나 크고 두꺼운 손을 가지고 있지만 부드러운 모습으로 살이 많을 뿐 뼈가 돌출된 모습은 아니다. 음식물의 육류의 섭취량이 다른 체형보다 다소 많아도 잘 견디는 까닭에 살찐 사람을 주위에서 접하기가 쉬운 체형이라 할 것이다. 태음인은 살이 찐 사람이라는 생각은 버려야 한다. 동그란 몸통의 날씬한 몸매는 오히려 태음인이 더 많다. 태음인이라 하여 살이 쪄도 괜찮다는 생각은 금물이며 오히려 더욱 조심해야 할 일이지만 다른 체질보다는 살이 쪄서 걸리는 병증은 적은 체형일 뿐이다. 태음인의 대부분 사람들은 어릴 때는 정말 날씬한 몸매였다며 지금의 몸매와 비교하며 이해를 구하는 모습은 버드나무의 어릴 때를 생각나게 한다.

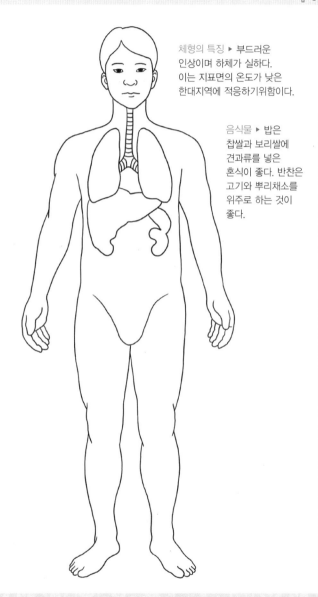

체형의 특징 ▶ 부드러운 인상이며 하체가 실하다. 이는 지표면의 온도가 낮은 한대지역에 적응하기위함이다.

음식물 ▶ 밥은 찹쌀과 보리쌀에 견과류를 넣은 혼식이 좋다. 반찬은 고기와 뿌리채소를 위주로 하는 것이 좋다.

② 태음인의 장부(臟腑)

음(陰)의 기운이 체질 중에서 제일 센 사람 인 것은 몸에 물(水)을 가장 많이 보유한 장부의 모습을 갖추고 있다는 것과 일맥상통(一脈相通)하므로 우리 몸에서 피를 저장하는 간(肝)이 실하고 상대적으로 폐장(肺)이 허한 사람을 태음인이라 하는데 간의 주된 역할중의 하나는 근육(筋肉)을 주관 하는 것으로 몸의 각 부분에 피를 공급하는 펌프의 기능을 하는 심장이 근육의 덩어리이므로 태음인의 몸의 구조와 장기의 여러 모습들과의 깊은 관련이 있다. 또 폐가 허한 까닭에 어깨가 앞쪽으로 모여 있는 모습으로 팔을 안쪽에서 바깥으로 흔드는 이유가 여기에 있다.

③ 태음인의 체형

태음인 중에는 아랫배가 나온 사람이 많은데 이는 위험한 현상이다. 폐와 대장은 표리(表裏)간에 있어서 대장이 막히면 폐의 중요한 일인 기의 흐름에 이상이 오게 되고 몸의 기능이 저하되어 심각한 병증을 일으킬 수 있다.

몸이 살이 찌는 것은 물의 저장능력이 좋기 때문이며 따라서 태음인들 중에는 예민하거나 민감하지 않고 너그러우며 인자한 성격으로 움직임이 많지 않은 사람이기 때문에 비만형이 되기 싶다. 다른 체질보다는 체질적인 요소가 있기 때문에 뚱뚱해지는데 조심해야 한다. 태음인의 인상이 부드럽지 않은 사람은 없다. 목소리가 소음인보다 더 부드럽고 끝말의 단어가 힘없이 들린다.

④ 태음인의 체형별 모습

1 손이 크고 두꺼운 체형

태음인 남자에게서 많이 보이는 체형으로 눈썹이 진하지 않고 퍼져 있는 듯한 모습이며 수염이 없고 부드러운 인상을 보이며 발가락을 안쪽으로 모아서 걷는 걸음걸이 탓에 엉덩이를 뒤로 내민듯한 모습이며 다리의 움직임을 따라 끌려가는 형태를 보인다.

2 손가락 끝이 가늘고 예쁜 체형

태음인 여자에게서 많이 볼 수 있는 체형으로 몸은 우람하며 허리가 굵고 키도 큰 사람이 많으며 머리카락이 유독 까만빛을 띄고 신체의 크기에 비하여 유방은 크지 않고 코가 얼굴에 비하여 전체적으로 적고 뾰족한 모습이지만 높지는 않으며 손과 발이 몸통에 비하여 작으면서 희고 예쁜 모습의 체형이다.

3 이빨이 작고 촘촘한 체형

얼굴의 모습이 동그스름하면서 얼굴에 거의 털이 없으며 우리가 흔히 귀엽다고 표현하는 모습으로 체형이 크지 않으면서 이빨이 작고 촘촘한 모습으로 이빨이 작고 촘촘하지만 얼굴이 다소 길며 잇몸이 깊게 보이는 태양인에 비하여 잇몸이 살짝 보이며 입의 주위가 평평한 모습의 체형이다.

4 몸통이 동그란 체형

어깨에서부터 엉덩이 까지 굴곡이 거의 없이 밋밋하면서 몸통이 동그란 모습으로 다른 태음인과는 달리 몸이 불어나더라도 몸의 전체에 살이 고루 찜으로 들어나지 않지만 몸이 단단해지는 체형이다.

⑤ 얼굴이 크면서 이마가 넓은 체형

기골이 실하고 얼굴이 사각이고 어깨가 좁고 종아리가 굵고 이마에 굵은 주름이 잡혀있다.

⑥ 태음인의 체형으로 구분 할 때

종아리가 다른 체질보다 특히 굵고 계란처럼 알통이 뭉쳐 있으며 흰 피부색으로 털이 많지 않고 입술의 끝이 아래로 내려온 형이며 입이 다른 체질보다는 크며 입술이 도톰하고 옆으로 긴 편이며 얼굴이 사각의 모양인 사람으로 발가락 쪽을 모아서 걸으므로 엉덩이를 뒤로 내민듯한 모습의 걸음걸이가 되고 엉덩이가 다리의 움직임을 따라 끌려가듯 움직이며 손을 앞쪽으로 모우고 있는 듯하며 사푼사푼 걷는 모습의 사람이 많고 목소리가 부드럽고 손가락의 마디가 굵지 않으며 밋밋하면서 몽땅한 형의 손가락의 모습이며 손이 두껍다.

입의 주위가 튀어나온 사람이 없으며 평평하고 이빨은 작고 촘촘하며 턱의 길이가 짧고 넓적하다. 머리카락이 앞 이마부터 빠지는 전형적인 대머리이며 콧날이 둥글고 코 망울은 동그스름하며 날카로운 콧날의 사람이 없다. 둥근형의 사각모양의 얼굴을 가진 사람과 각진 사람의 얼굴의 사람이 있고 이런 형의 사람은 머리카락이 빠지지 않고 손끝이 다소 뾰족한 형과 몽땅한 형이 있으나 손가락의 마디는 동일한 모습이다. 어깨에 살이 많아서 넓게 보이지만 뼈를 만져보면 앞으로 휘어져 있고 좁다는 것을 알 수 있다.

등판이 사각형으로 살이 많고 엉덩이가 펑퍼짐하다. 아랫도리가 아주 실하여 씨름 같은 운동에 적합한 체형임을 보게 된다. 찬 지역에는 태음인이 많다. 턱이 넓고 입술과의 거리가 짧게 느껴지고 피부가 흰 특징이 있다. 태음인은 간이 실하여 얼마간의 육식으로 인한 독을 해독할 수 있는 힘을 가지고 있으므로 이빨을 받쳐주는 턱도 육식을 먹을 수 있도록 발달되어 있으나 폐를 허하게 함으로써 육식에서 흡수 된 기운을 필요할 때 즉시 사용하여 저장하기보다는 필요할 때 공급을 받아서 발산 하도록 함으로서 건강하고 균형 있는 삶을 영위 하도록 조화롭게 이루어져 있다.

4) 신(神)으로써의 구분

다듬이 방망이에 이용되는 박달나무가 있는가 하면 버드나무와 같은 속이 아주 무른 성질의 나무가 있어서 소용되는 처소에 따라 유용하게 활용되어 생활을 윤택하게 해 주듯이 각 사람도 체질에 따라 성질을 달리 함으로써 사회를 조화롭게 만들어 풍요롭고 아름다운 좋은 세상을 이어 나갈 수 있는 것이다.

자석을 보면 음극과 음극은 서로 같으나 튕겨 나가지만 음극과 양극은 반대의 성질이면서 강력한 힘으로 잡아당기는 힘이 있다. 이를 이용하여 편리한 여러 가지 기구를 만들어 우리의 실생활에 사용하는 것과 같이 동일한 성격은 힘을 크게 하고 이질적인 성격은 부족한 점을 보충하여 화합된 모습으로 나아가는 힘이 되어 평화롭고 아름다운 사회가 이룩되는 것이다. 각자의 성질이 좋고 나쁨이 없는 것은 질서 정연(秩序整然)하게 맞추어 조화로움으로 평화를 달성하기 때문이다. 살기 좋은 집을 짓기 위해서는 여러 연장들이 각각의 모습으로 최고의 성능이 발휘될 수 있도록 갖추어져야 하듯이 각자의 체질에 따른 성질을 알고 조화로움에 어긋나지 않기를 바라는 간절함이 여기에 있는 것이다.

(1) 태양인

① 신(神)으로 본 태양인

한의학에 사단칠정(四端七情)이니 오운육기(五運六氣)니 하는 말들이 있는데 이는 모두 사람의 마음과 몸에서 일어나는 것들을 나타낸 말들로서 이들이 사람에게 어떤 영향을 미치며 어떻게 조율해 나가는 것이 유익한 가를 기술하기 위한 정리된 표현들인데 이러한 것을 보면 사람의 모습은 참으로 특정 지을 수 없는 오묘함이 있음이 분명하다. 그러나 밤과 낮의 구분이 명확하고 동서남북이 나뉘어 있음이 확실하다면 사람의 체질도 각 사람에 따라 모습을 달리하는 것을 알 수 있는 것은 자명한 일이다. 그러나 함부로 체질을 말할 수 없는 이유는 인간생활의 전체에 골고루 영향을 끼치기 때문이다.

태양인의 나아가는 힘은 어디에도 비교 할 수 없으나 염려하여 망설이는 힘이 삼켜 버리니 부질없는 꼴이 된다. 이로서 후회가 근심을 만들어 슬픔이 늘 잔잔히 흐르지만 슬픔을 나무라는 세력이 노(怒)를 발하게 하니 갑자기 몰아치는 격한 감정이 정신을 상하게 한다. 태양인의 노(怒)는 하늘이 진동하는 것과 같은 형국의 모습이다. 이와 같은 모습이 태양인의 감정의 흐름이므로 격노(激怒)하는 것을 극히 삼가야 할 것이다. 늘 잔잔한 마음의 흐름을 유지해야 하며 천하를 어루만질 줄 알아야 한다.

② 태양인의 성정(性情)

■ 태양인의 성질

밖에서 들어온 정보를 쉽게 표현하지 않지만 자신의 생각이 옳다고 생각되면 필요로 하는 사람에게 신속하게 전하는데 주저함이 없다 자신의 직접적인 이익보다는 구성원들을 통한 간접적인 이익을 추구하므로 각종 정보 판단에 민감하며 주위환경의 분석이 뛰어나고 새로운 곳을 탐색하기보다는 주어진 주변여건을 활용하는데 치중하는 성격이다. 맡겨진 일에 집중하는 성격이며 주변여건에 대하여 관대한 성격으로 세밀하게 다듬고 늘 관찰하기보다는 모아서 처리하고 완벽하게 하고자 하는 형이다.

② 태양인의 성품

사치스러운듯하지만 소탈한 성품으로 자기가 좋게 본 것은 변덕스러운 마음이 없이 꾸준히 나아가며 사람과의 친목도 중립적인 태도를 취하는 경향이 강하고 형편에 따라 쉽게 상대를 판단하지 않고 친교를 유지하는 형이다. 이러한 성품으로 때로는 무리 속에서 소속이 애매해지는 경우도 겪는 일이 있다. 친한 사람과의 유대 관계를 중요시하는 경향이 강하다. 타인의 의사에 대하여 직접적인 결정을 내리지 않고 상대의 판단에 미루며 책임에 대한 회피의 근거를 마련해 두는 경향이 있다.

③ 태양인의 기질(氣質)

자기의 의사를 관철시키기 위한 방편으로 고함을 치며 윽박지르듯 하는 행동을 취하기를 잘 하고 당장에 해결을 보기보다는 점차적으로 해결해 나가는 특징이 있으며 타당성의 여부를 신속히 결정하고 주위를 끌어들여 뜻을 관철 시키는 끈끈함이 있는 기질을 가지고 있는데 때로는 고함을 치는 것은 상대의 도전에 겁이 많아 먼저 제압 하고자 하는 심리적인 현상이므로 유연하게 대처 하여야 할 것이다.

④ 태양인의 소질(素質)

멀리 바라보는 기획력과 일의 판단력이 탁월하며 때로는 소심함을 보여 새로운 일을 하지 못하고 생각에 그치는 형이므로 기존의 일에 힘을 보태는 것이 좋으며 직접 손으로 만드는 일보다

나를 알게 하는 재미있는 체질이야기

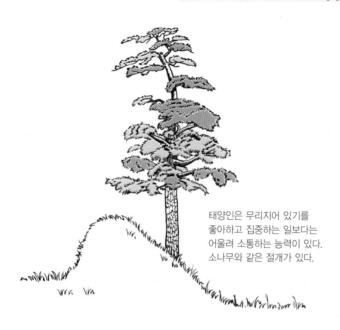

태양인은 무리지어 있기를
좋아하고 집중하는 일보다는
어울려 소통하는 능력이 있다.
소나무와 같은 절개가 있다.

는 사고(思考)중심의 일에 소질이 있다. 여러 사람과 어울리는 것
을 좋아한다.

(2) 소양인

① 신(神)으로 본 소양인

불에 타는 대나무의 마디 터지는 소리가 귀를 먹게 할 수는 없
으나 가까이에서 듣고 있기는 쉽지 않는 소리다. 불이 주는 따뜻
함에 발길이 당기는 것은 서로에게 필요하기 때문이다.

불길은 분명함이 있고 밝기는 하지만 함께 태워버리는 것을 사람들이 미리 알고 피한다는 것을 소양인 된 사람은 알아야 한다. 그러나 그 힘은 많은 곳에 유용하게 쓰일 수 있다. 타오르는 불길 같은 정열은 많은 것을 이루어 내는 힘의 원천이다. 성취욕구를 이루고야 마는 힘은 좋은 것이지만 좋은 것을 좋다고 하는 것을 자랑하는 마음은 어리석음을 들어내는 콩깍지의 모습으로 망망대해에 떠도는 조각배의 항해일지와 같을 것이다. 소양인은 상대를 배려하는 마음을 늘 가지는 것이 좋다.

② 소양인의 성정(性情)

▩ 소양인의 성질

아름다운 색의 페인트질도 시간이 경과하면 변질되고 퇴색되며 병을 다스리기 위하여 만든 약은 시간이 흐른 후에는 독(毒)으로 변하지만 자연(自燃)에 속한 모든 것들은 본래의 성질을 유지하면서도 변화하는 외부환경에 적절히 대응하는 능력으로 불변 하며 더욱 발전된 모습으로 진보해 오고 있다. 이는 각자의 소중한 성질들의 조화로움으로 이룰 수 있는 것이다.

소양인은 어떤 대상을 적극적이며 직선적인 관심을 보이고 능동적으로 신속하게 해결하려는 힘이 있는데 이러한 이유로 고집스러우며 과격하다는 평이 따른다. 하고자 하는 일에 대하여 치밀함을 보이며 일을 벌리고 시작은 잘 하지만 굳이 자신이 하지 않아도 되겠다는 생각이 들면 흐지부지하는 마음을 가지고 있

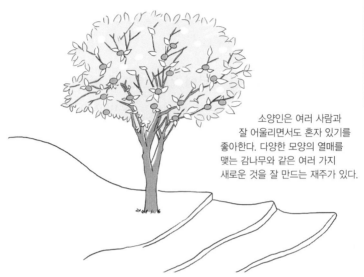

소양인은 여러 사람과
잘 어울리면서도 혼자 있기를
좋아한다. 다양한 모양의 열매를
맺는 감나무와 같은 여러 가지
새로운 것을 잘 만드는 재주가 있다.

다. 스스로 결정한 일에는 적극적이며 주위의 간섭을 지극히 싫
어하며 스스로 판단하기를 원하고 조언에 기를 기울이지 않으며
귀찮아한다.

2 소양인의 성품(性品)

　자신의 생각에 치중하며 단색을 좋아하며 혼합된 화려함을 즐
기지 않는다. 사람과의 친목에 유연함이 있고 다정다감한 성품
이지만 불의에 대하여 타협이나 배척을 하기보다는 무관심 하
는 편으로 설득하여 함께 나아가는 쪽을 택한다. 깔끔하여 조그
만 흠도 용납을 하지 못하는 까닭에 지나치게 몰두하여 흠을 제

거 하고자 하는 열정이 있다. 말을 할 때에는 손을 많이 움직인다 행동과 함께 말의 뜻을 전달하고자 하는 모습은 양인에게 특히 많이 나타난다.

❸ 소양인의 기질(氣質)

정열적이며 적극적인 까닭에 일의 속도에 예민하여 신속하게 하는 과정에서 급한 모습으로 비춰며 마음먹은 일을 끝마치고자 하는 마음이 강하여 쉬거나 주춤거림이 없이 연속적으로 하기를 좋아하는 특징이 있고 일을 할 때는 동료들을 배려하는 마음이 적은 모습을 보인다. 다양한 모양의 열매를 맺는 감나무지만 가지는 단번에 부러지는 유연함이 없는 기질과 흡사한 면이 있다. 여러 사람과 함께 할 때는 주위의 사람을 배려하는 마음이 각별하지만 자신의 일에는 스스로 혹독해지는 기질이다.

❹ 소양인의 소질

독립적인 일은 쉼 없이 노력하여 좋은 결과를 낳는 것을 보게 되며 모험심이 강하여 새로운 일에도 주저함이 없이 나아가며 도전정신이 다른 체질에 비하여 더 크므로 발명가 같은 일에 능력을 발휘하며 연구소와 같은 개인적인 일에 능력을 나타낸다. 새로운 일에 각별한 흥미를 느끼는 체질이다.

(3) 소음인

① 신(神)으로 본 소음인

소음인은 지나치게 아름다운 것을 보면 질투를 느끼고 약하면 동정이 가서 분별력을 잃어버리게 되어 마음을 상하게 된다. 다정다감하여 좋아하는 사람들이 잘 모여 든다. 온정을 전하는 남다른 능력으로 주위에 전파됨이 크게 나타나서 뜻을 달리하는 무리의 형성이 쉽게 이루어지는 까닭에 해체됨도 빠르다.

함께 했던 이들로 말미암아 다툼이 생겨나 기뻐함이 한순간에 슬픔으로 변하여 낭떠러지에 걸려있는 열손가락의 힘줄처럼 마음이 요동하여 심신이 크게 상하는 것에 조심하지 않을 수 없는 마음을 가지고 있다. 그럼으로 사람과의 일에는 신중히 하고 조심하는 것이 절벽위의 외나무다리를 건널 때와의 마음가짐과 별반 다르지 않아야 할 것이다. 기쁨은 아래 머물러서 폴짝폴짝 뛰게 만들지만 슬픔은 가슴을 누르는 힘이 어깨위에 태산을 올려놓은 것과 같아서 몸의 상함이 함부로 짐작하기 어려울 뿐이다.

② 소음인의 성정(性情)

▣ 소음인의 성질

사귀기를 잘하고 친교에 적극적이며 자신의 일에 자부심이 강하여 때로는 독선적인 모습이 보일 때도 있으며 감정의 기복이 심한 편인 까닭에 가벼운듯한 느낌을 받는데 이는 서로 비교하여 좋은 것을 선택하고자 하는 행동에서 비롯된 것이다. 어떤 일이든지 최선을 다 하고자 하는 성실함이 있으며 사리 분별에 민감한 반응을 보인다.

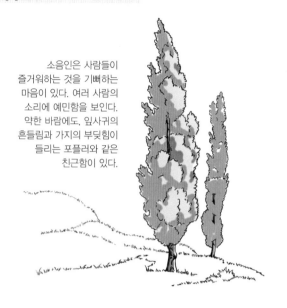

소음인은 사람들이 즐거워하는 것을 기뻐하는 마음이 있다. 여러 사람의 소리에 예민함을 보인다. 약한 바람에도, 잎사귀의 흔들림과 가지의 부딪힘이 들리는 포플러와 같은 친근함이 있다.

② 소음인의 성품

어울리기를 좋아하고 뛰어난 판단력을 가지고 있으며 무리 속에서의 존재를 드러내기를 원하며 화려한 치장을 즐기는 것과 끈임 없는 관심을 바라는 예민한 성품이다. 아름다움을 소유하기보다는 스스로 아름다워지도록 노력하는 형이다.

③ 소음인의 기질

자신을 드러내기를 좋아 하는 까닭에 주위의 관심을 유도하며 변화를 예민하게 나타내므로 신경질적인 모습으로 보이며 선별된 일에 적극적으로 참여하는 능동적인 사고를 하는 형으로 변

화를 줌으로써 자신을 속이거나 태만히 하는 것을 미연에 막고
자하는 치밀함이 있다.

❹ 소음인의 소질

스스로를 다스리는 힘이 강하여 자신을 희생할 정도의 강렬함
이 미래의 영달(榮達)을 이룰 수 있을 만큼 끈기를 보이며 다양한
언어를 구사할 수 있는 두뇌를 갖추고 있으므로 가계를 운영 하
는데 능력이 있고 인문 계열의 학문에 탁월 하여 법조인이 많으
며 연예계에서 특히 두드러진 활약을 하고 있음을 본다.

(4) 태음인

① 신(神)으로 본 태음인

때로는 조용함이 칠흑과도 같고 들어내어 보일 때에는 가마솥
에서 끓는 물보다도 더 적극적이라 다른 것이 범접하기 쉽지 않
고 함께 하기는 끌려가는 나귀보다 거부하기가 어렵다. 어떤 일
을 계획할 때는 다른 사람의 말을 듣기보다는 혼자서 생각에 몰
입한다. 한번 내린 결정을 번복하기를 싫어하고 고집스레 밀고
나가는 힘이 있다. 그러므로 태음인은 생각하는 것이 나의 육신
보다 더 조심스러운 깊이 있는 마음이 없이는 진실 된 조화로움
을 기대하기 어렵다는 것을 명심해야 한다. 마음이 귀보다 앞장
서서 가서 뒤에서 오는 것들이 자리를 잡지 못하고 떠돌게 된다.
주위를 돌보지 않아서 혼자서 달려가는 수레바퀴와 같이 뒷날을

도모하기가 어렵지 않을까 염려하는 마음이 홍수가 온 지면을
슬어 버릴까 조심하는 것과 같이 해야 할 것이다.

② 태음인의 성정

■ 태음인의 성질

추위를 견디기 위해서는 최대한 활동을 줄임으로써 몸의 열기
를 보존하고 행동을 느긋하게 하며 간접적으로 느끼는 찬 기운
을 깨닫지 않도록 가능한 한 마음을 멀리할 필요가 있다. 태음인
의 은근하면서도 끈기있는 성격의 형성은 계절과 무관하지 않
다 하겠다. 미리 짐작하여 행하는 일은 없으며 남의 말을 듣기보
다는 스스로 계산하여 분별하며 정해진 일에는 오로지 실천하여
완성키고자 하는 강한 추진력이 있다. 주위의 말을 듣기보다는
자신의 생각에 충실한 형이다.

■ 태음인의 성품

온화한 모습으로 돌발적인 행동을 하지 않으며 주위의 일들에
무심하고 오밀 조밀 하게 어울려 나누면서 조용하고 단조로운
생활을 즐기며 번거로움을 싫어한다.

■ 태음인의 기질

느긋하면서도 저돌적인 특징은 주위의 형편과 여건에 무딘 까
닭도 있으나 집중력이 뛰어나서 외부의 일들에 마음을 빼앗기지
않는 굳센 의지가 있다. 자신이 중심이 되며 설득하고 이해시키
려 할 때에도 객관적인 관점보다는 주관적인 의지력으로 성취하
고자 한다.

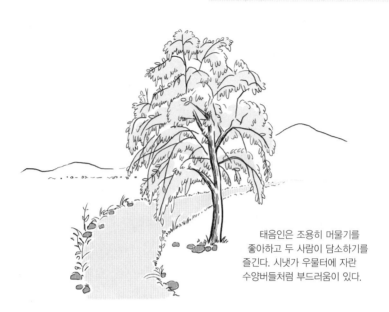

태음인은 조용히 머물기를 좋아하고 두 사람이 담소하기를 즐긴다. 시냇가 우물터에 자란 수양버들처럼 부드러움이 있다.

4 태음인의 소질

동적(動的)인 일보다는 정적(情的)인 일에 어울리며 협동력과 단결력이 무던함으로 이루어지며 맡은 일에 흔들림 없이 나아가는 형이다.

5) 체질의 불변성

일부의 사람들이 체질(포괄적인 의미보다는 성격에 한정된 사람의 모습)을 말할 때 혈액형으로 자신은 이러하다는 식으로 표현하는 것을 많이 보아 왔고 그것이 우리가 배워온 것으로 당연히 받아들여지고 있는 이면에는 서양의 유명한 학자에 의한 주장이기 때문인 까닭도 중요한 요인이 되지 않나 생각해 본다. 그러나 의술에 있어서의 그들의 학문의 역사가 우리의 전통의술에 비하면 너무나 부족한 학문의 법주에 머물고 있어서 지금도 스스로 의학이라고 말하고 있다. 의술과 의학은 하나의 글자의 차이이지만 거기에는 엄청난 차이가 있다.

학문은 현재 진행으로 계속적으로 변화의 과정에 있어서 오늘의 것이 내일 잘못되었다 하더라도 배움의 과정에서 연구대상이 되어 발전의 한 과정으로 치부해 버리면 지금까지의 모든 행위들의 책임이 면책되어 버리지만 피해자는 스스로가 연구대상으로 만족해야하는 안타까움을 안고 있다는 것이다. 그러나 의술은 학문으로 완전히 정리된 기술의 습득을 잘못했거나 게을리하여 피해를 주었다면 의술을 행한 자에게 모든 책임이 있는 것인 까닭에 의원 본인이 스스로 감당해야 하는 잘못의 변명의 여지가 없는 것으로 이러한 차이로 철저한 문책이 환자에게 권한으로 있는 것이다. 이와 같은 차이가 엄연한데도 오늘날 영어로 표현되면 더 신뢰 할 수 있는 것으로 착각하는 모습은 정말 답답한 일이 아닐 수 없다.

이미 자신들이 발표했던 성격과 혈액형의 무관함을 밝혀 잘못을 인정했고 잘못 전하여 졌음을 시인한 지가 언제 인데도 지금까지 혈액형으로 자신을 이야기하는 일은 없기를 바라며 체질

을 찬찬히 살펴보아 자신을 이해하는 지혜가 충만하기를 바란
다. 혈액은 체질을 구성하는 한가지이며 몸속에 있는 물의 성질
과 모습이다. 나의 모습이 망라 된 체질의 이해를 통하여 자신을
바로 알아서 우리의 사회를 좀 더 조화롭고 넉넉한 삶으로 가꾸
어 나가는 밑 그림이 될 수 있기를 간절히 소망하면서 범람하는
건강지식과 병증의 해설을 올바로 인식하는 자료로 유용하게 사
용되길 바란다. 또 한 가지 중요한 것은 검사에 동원되는 의료장
비들은 공학 분야의 전문가들에 의하여 만들어 진 기계로서 의
료인의 판단의 결과에 대한 확정이며 확인의 과정에 소용되는
진단기이다. 나는 모르지만 기계가 말해줄 것이다. 라는 식의 치
료법은 깊이 염려해 봐야 할 것이다. 또 다시 한번 더 말씀드리
지만 체질은 각 사람에게 정해져 있는 것이라는 것을 강조하고
불변의 평생 동안의 체질을 관리하는데 한번의 정확한 지식으로
완성되는 기쁨이 있기를 바란다.

　오늘날의 현대의학에서 D.N.A. 검사에 의해서 친자를 확인하
고 암과 같은 무서운 질병도 약물이나 수술로 치료를 행하고 있
지만 음식이나 마음에서 오는 병의 치료는 고치는데 한계를 보
인다. 예를 들면 고혈압 파킨슨병 안구 건조증 갑상선 통풍 류마
티스 관절염 이외에도 평생 약을 먹으라는 진단을 받는 종류는
무슨 증후군이므로... 하여 난치병의 한 표현의 다른 방법인 것
이다. 병이 발병한 것은 병을 일으킬 수 있는 여러 조건 속에 있
다는 것인데 이러한 조건의 변화를 통하여 건강을 되찾기 위한

한 가지가 음식물의 섭취를 자신에게 맞는 것으로 바꾸는 과정
이 포함되는 것이다. 다행히 체질은 시간의 흐름과 무관하여 언
제나 같은 모양으로 스스로 강한 자생력을 가지고 있어서 전날
에 잘못된 것도 지금 바로 잘하면 모든 것이 새롭게 회복되어 건
강한 삶이 보장되는 것이다. 이는 건강에 관한 한 투자를 아까
와 하지 않는 마음가짐을 갖게 하는 희망의 메시지일 것이다. 앞
에서 설명한 체질에 관한 여러 이야기들은 체질을 이해함으로서
자신을 정확히 알게 되고 이것이 나의 약점에서 장점으로 변화
시키는 힘으로 활용되는 자료가 되기를 소망한다. 기다리는 마
음과 참는 마음과 이해하는 마음과 너그러운 마음을 나누어 가
져서 조화로움으로 나타나는 최상의 성취가 영육 간에 평화를
깃들게 하여 강건한 삶을 영위하는 힘이 되는 참으로 좋은 세상
이 여기에 있다.

6) 사상인(四象人)의 변증론(辨證論)

인간의 일생을 들어 다 보면 온갖 풍상이 할퀴고 지나간 흔적
들이 다양한 모습으로 각자에게 남아서 아물지 않은 상처가 되
어 조그만 자극에도 민감하게 반응하여 화를 자초하기도 하며
이로 인하여 더 큰 후회의 가시가 마음에 짐을 지우는 고단함이
가름할 수 없는 아픔으로 다가와 감당할 수 없는 힘에 잡아 매이
는 어리석음을 벗어 던지고 처음의 자리로 돌아 와서 새로운 밝

은 길로 인생의 행로를 걸어가는 첫걸음을 체질의 판단으로 시작하기를 바란다. 우리의 몸의 변화를 관찰하여 보면 사람에 따라 다소의 차이를 보이지만 십육년을 주기로 인체의 변화가 일어나서 한 살에서 열여섯 살까지를 유년기, 열일곱 살에서 서른두 살까지을 소년기로, 서른세 살에서 마흔여덟 살까지를 청년기로 나누고 마흔아홉에서 육십오 세까지를 장년기로 그 이후를 노년기로 나뉜다. 이때부터는 몸의 정열이 급속히 식어 지면서 음식물의 소화가 더뎌지고 남자는 배가 나오며 여자는 생리가 멈추고 남녀 공통적으로 머리카락이 빠지고 희게 변하며 눈은 어두워지며 허리가 휘기도 한다. 옛날에 상했던 몸의 어떤 부위가 새롭게 아프면 "골병들었던 곳이 나타났다"고 표현하기도 하지만 오래전에 몸을 무리하게 사용하여 상했던 부분이 감춰진 체로 몸에 지니고 있던 것이 노쇠해지면서 들어 나게 된 것이다.

장년기 이전에는 다소의 무리가 몸에 가하여 지더라도 곧 삭일 수 있는 힘이 있지만 장년기 이후로는 몸을 함부로 하여 무리하게 사용하고 보면 노년에 대부분의 사람들이 후회를 하게 될 것이다. 착한사람에게는 반드시 착한 사람이 모이고 악한 사람에게는 악한 자들이 모여 드는 것과 같이 착한 사람은 장기(臟氣)가 왕성하게 활동하며 악한사람은 심기(心氣)가 더욱 악으로 치달아 노년의 두 사람의 형편은 판이해 질 것이다. 체질은 정신이 평온한 가운데 분별하여 나누어 지키는 지혜를 요구할 뿐이므로 선악의 분별없는 방탕한자에게는 부질없는 것이 됨은 마음의 상층에서 혼란스러움에 처하여 본성이 간곳없이 방황하여 안정될 수 없기 때문이다. 선과 악을 나의 분별력만으로 감당할 수 없음은 도(道)는 시간과 함께하는 까닭이다. 본래 태양인의 장점은 소통에 있고 재간(才幹)은 교제하는 일에 능하다. 소양인은 굳세고 용감하며 재간(才幹)은 사무처리에 능하다. 태음인은 일을 성취시키는데 장점이 있고 재간은 거처에 능하다. 소음인은 단정하고 진중(鎭重)하며 재간은 사람을 모으는데 있다.

그러나 이 모든 것이 마음의 중심에서 이루어지는 것들이다. 태양인이 소변이 많으면 몸이 튼튼하고 병이 없는 것이요. 태음인이 땀이 시원스럽게 나면 몸이 튼튼하고 병이 없는 것이요. 소양인이 대변이 잘 통하면 몸이 튼튼하고 병이 없는 것이요. 소음인이 음식이 잘 소화되면 몸이 튼튼하고 병이 없는 것이다. 체질마다 깊이 살펴야 할 것이 있으니 태음인은 항상 밖을 살펴서 어려운 일들을 쌓아두는 일이 없어야 하고 소양인은 항상 안을 살펴서 집안에 부족함이 없도록 소통을 자주 하여야 하고 태양인은 일을 급하게 처리하여 나아가지 말고 한걸음 물러 설줄 알아야 하고 소음인은 망설이지 말고 잘 살펴서 불안정한 마음을 가라 앉혀야 할 것이다. 이와 같이하여 미연에 다스린다면 체질에 따라 나뉜 몸의 구조에 순응한 결과로 건강하지 않을 이유가 없을 것이다.

이제 각자의 체질을 이해함으로서 자신을 파악하여 알고 실생활에서 일어나는 일들에 적절히 대처함에 있어서 부족함이 없기

나를 알게 하는 재미있는 체질이야기

를 바란다.

자신의 체질을 알아서 처신하는 사람과 알지 못하고 행하는 자와의 차이는 높은 산에서 길을 찾는 사람의 심정과 같고 어두운 밤에 등불을 가진 자와 같지 못한 자의 차이와 같을 것이다. 약한 것이 약한 것이 아니요 부족한 것이 부족한 것이 아닌 것은 각자의 체질에 따라 서로 어울려 넉넉함으로 채우려 함일 것이다.

② 체질에 따른 음식물의 이해

인간이 존재하는 모든 곳에는 그곳의 풍토에서 살아가기에 가장 용이한 각양의 동식물들이 독특한 고유의 성질을 가지고 함께 살고 있다. 이를 각자의 체질에 따른 음식물로서 가공하기도 하고 조리하여 섭취함으로서 건강한 삶을 영위해 오고 있는데 가끔 세계 여러 곳에서 전해져오는 각 지역의 사람들의 음식물이 각종 매체를 통하여 우리에게는 아주 생소할 뿐만이 아니라 도저히 먹지 못할 것 같은 것들도 소개되는데 이러한 이유는 먹을 수 있는 것은 각 지역의 풍토와 지역적 환경의 특성에 의하여 음식물의 재료로 결정되기 때문이다.

식품으로 취급되는 동물 중에는 민족에 따라 다른 의미를 부여하여 식품으로 취급하는 것에 거부감을 나타낸다. 그러나 음식물로서의 재료로 취급하는 또 다른 문화권에는 아무런 영향을 끼치지 못한다. 사람들이 먹는 모든 음식물은 모든 사람들이 다 먹을 수 있지만 민족과 각각의 공동체에 따라 특정한 음식으로 한정되어 먹는다. 이는 음식물을 종교에 의한 규제로나 혹은 다른 여러 규약에 따라 해로운 것을 멀리하게 하고 좋은 것으로 먹도록 하여 건강하고 강한 민족으로 만들기 위한 지혜로 갖추어진 음식문화에서 나타난 것이다. 특정 음식물을 두고 왈가왈부할 수 없는 이유가 여기에 있다.

1) 동식물을 이용한 음식물

동물성의 음식물이 환경과 인체에 좋지 못한 영향을 끼친다는 이유로 채식(菜食)만을 고집하는 사람들도 있는데 자신의 체질을 잘 이해한다면 음식물을 선택할 때 그 혼합의 비율을 스스로 알 수 있게 되어 동식물의 균형이 있는 소비를 이룸으로 환경을 지킬 뿐만 아니라 건강도 함께 이루어내는 지혜로움이 들어 난다.

이 세상의 만물이 인간을 위하여 존재하며 자신에게 유익하게 사용되기 위하여 기다리고 있음을 감사한 마음으로 받아들임은 천하가 나로 말미암아 존재하는 것을 아는 첩경(捷徑)이 될 것이다. 동물성 음식물을 많이 섭취하게 되는 경우는 옛날에는 대개 명절이나 집안의 대소사(大小事)가 생겼을 때 등인데 이때에는 술과 채소가 곁들인 안주를 먹음으로서 육식을 소화할 수 있는 소

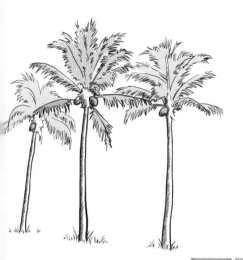

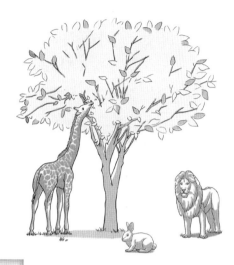

소음인	태양인

▲ 열 대 ▲ 아열대

▼ 온 대 ▼ 한 대

소양인	태음인

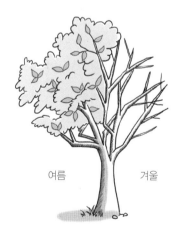

여름　　　　겨울

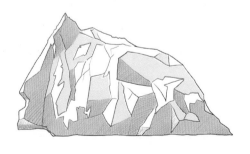

화액의 분비를 촉진시키고 부족한 소화액은 술이 그 역할을 대신하게 하여 충분한 흡수를 하면서도 몸에는 해롭지 않도록 신속한 소화가 이루어지는 음식의 섭취법을 가지고 있어서나 오늘날 각종 문명과 학문의 풍요 속에서 살아가는 자칭 문명인이라하는 현대인은 술이 해롭다거나 채소가 먹기 싫다는 등 각종의이유들로 고기만을 먹는 까닭에 육식은 해롭다는 식의 이유가생겨난 것이 아닌가 한다.

고기는 몸에서 소화액을 만들지 않지만 채소에서 만들어진것과 술이 소화를 도와줌으로서 우리의 몸이 필요로 하는 영양분을 공급할 수 있게 되는데 이와 같은 과정이 없이 섭취한 것은 창자에 다량의 찌꺼기가 점점 쌓여 적취가 된다. 음식물이건강을 해치는 것이 아니라 자신이 스스로 해지는 어리석음은없어야 할 것이다. 나이 살이라고 하는 아랫배가 나오는 것도식어진 정열이 몸에 들어오는 음식물을 미처 다 태우지 못하고소장과 대장에 달아 붙어 생긴 찌꺼기가 쌓여 생긴 모습이 외부로 들어난 것이다. 재료에 따라 가공하는 기계의 모양에 차이가있듯이 음식물의 재료에 따라 소화의 속도가 사람의 체질에 따라 다르다.

(1) 동물성 음식물의 계절별 구분

옛부터 계절에 따라 즐겨 먹는 음식물이 있어서 각각의 다양한 조리법이 발달해 있고 첨가되는 양념도 서로 궁합이 정해져 있는 것으로 사용하여 그 고유한 맛을 내면서도 영양분도 고루 갖출 수 있도록 만들어지는 섬세한 배려가 주부들의 손끝에서 나오는 요리들에 넉넉히 베여있는 것을 살펴보고 체질과의 연관성을 짚어 보고자 한다.

봄의 대표적인 음식물로 삼계탕을 들 수 있는데 아직 알을 낳아 보지 않은 6개월 정도 된 암탉의 내장을 빼내고 그 속에 찹쌀과 인삼 생강 대추 따위를 넣고 푹 끓여 낸 것으로 인삼과 닭의 기운을 조화롭게 하여 먹는 음식으로 만들어 진다. 주재료로 사용되는 닭이 가지고 있는 체질을 알아보면 조류이면서도 날지 못하고 땅위를 기는 짐승으로 변화될 때 새의 본래 가진 성질인 상층의 차가운 공기를 이길 수 있는 열기를 포기하면서 몸속에 응축 시켜 놓은 이 열기를 먹음으로서 더운 기운을 몸속으로 끌어 드리고 인삼의 더운 기운을 더하여 겨울동안 추위에 노출되어 쇠약해진 원기를 회복하는 음식으로 자리잡게 된 대표적인 봄철의 보양식이다.

누구나 평상시에는 섭씨 36도 5부의 체온을 유지하고 있는데 찬 사람과 더운 사람으로 구분하는 것은 보편적인 사고로서는 이해하기 어려운 관계로 서양의학자들과 의학에 관심이 있는 사람들의 이해를 충족시키지 못하는 원인이 되어 아예 무시되는 안타까움이 있다. 이러한 문제를 해소하기 위하여 좀 더 구체적으로 상식적인 선에서 설명하고자 한다. 찬사람 더운 사람이 있을 수 없는 것은 평상시에는 모두 일정한 체온을 유지하고 있기 때문이다. 그러나 눈이 쌓였을 때 상층부에는 영상의 기온이 유지되고 있어도 눈의 표면은 영하의 상태인 것은 눈의 찬 기운이 머물고 있는 탓일 것이다.

또 일 년 중에서 해가 제일 긴 하지 쯤 때보다는 8월이 더 더운 것은 땅이 달구어져 그 열기가 뿜어져 나온 까닭인 것과 별반 차이가 없다. 6월의 햇살이 강해도 땅은 8월보다 들 따뜻하고 상층의 온도가 높다고 해도 눈이라는 찬 기운 때문에 아래는 찬 것처럼 사람의 몸 전체를 둘로 나누어 보면 배꼽의 상, 하, 어디에 열기가 머무느냐에 따라 찬 사람과 더운 사람으로 구분하여 표현하는 것일 뿐이다. 배꼽이 우리의 몸의 중심이 되는 것은 손끝에서 배꼽까지의 길이와 배꼽에서 발끝까지의 길이가 같기 때문이다.

사람의 몸을 보기만 해도 배꼽 위쪽이 발달한 사람과 아래가 발달한 사람의 구분이 금방 가능할 것이다. 이로서 우리의 몸의 정열이 발달된 부위에 집중되어 있음은 금방 인정할 수 있는 상식이다. 이런 연유로 조화로움을 확보하기 위하여 각종 동식물의 성질을 이용하여 상하를 균형있게 조절하는 음식물이나 약재를 섭취하도록 하는 것이다. 이와 같은 것들에 대한 이해의 바탕에서 몸이 찬 사람은 하부의 정열이 상부로 올라오지 못하고 울축(鬱縮)된 기운을 끌어 올릴 영양식으로 삼계탕을 택해야 하겠지만 상부에 정열을 가진 사람은 겨울철을 지나면서 다소의 소모가 있었을 뿐이므로 오히려 하부로 내려 보내는 힘을 필요로 하는 봄철을 대표하는 식물들로 음식을 섭취해야 하는 것이다.

이제 봄을 지나 많은 땀을 흘리는 여름철에 접어들면 살 오른 미꾸리를 이용한 추어탕이나 장어와 같은 음식으로 식단을 꾸미고 여름의 절정에 다다르면 개고기를 주재로 한 보신탕을 먹게 되는데 이 음식이 국가의 국제적 행사가 있게 되면 항상 말들로 오르내리는 단골손님이 되지만 각자의 체질에 대한 문외한 까닭이라 할 것이다.

주재료인 개는 겨울에 설매를 끄는데 유용하게 이용되고 여름의 더위에는 무척 힘들어 하는 모습이다. 개는 온대지방에서 주로 밤에 활동하는 늑대에서 변형된 동물로 추위에 강하다는 것은 몸에 열기를 많이 품고 있음인데 이러한 까닭으로 여름이 끝나고 닥쳐올 겨울에 필요한 정열을 저장해 둠으로서 건강한 겨울을 영위할 필수적인 음식물이 된 것이다. 방하의 따뜻한 향과 생강의 향이 반드시 어우러져야 제 맛을 내게 된다. 삼계탕에는 곡물이 들어가지만 보신탕에는 오직 개고기와 양념만 사용하는 것은 태음인의 보양식임을 알 수 있다. 삼계탕이 육 고기와 곡물의 혼합으로 육 고기의 독의 제거로 몸의 부담을 최소화하기 위한 소음인의 음식인데 비하여 육 고기의 충분한 섭취에도 몸에 그다지 피해를 받지 않는 체질의 음식물 조리방법으로 곡물보다는 육식의 섭취가 절실한 태음인의 음식지혜가 담겨 있다.

가을의 살살한 기운이 시작되면 봄과 여름의 환절기에 먹었던

추어탕과 조기탕이 더욱 맛을 내고 겨울에 접어들면 명태와 대구탕이 식단에 오르는데 이들 음식은 열기를 몸 안에 품게 만드는 것으로 비늘아래의 살점들은 잘 접혀 포개진 기왓장 같아서 사이사이에 열기를 저장하고 무와 어우러져 밖으로 품어 나오려는 열기를 아래로 내려 최대한 저장하고자 하는 음식으로 선택된 것이다. 이처럼 계절에 따라 재료들을 달리 할 뿐만 아니라 그때에 많이 생산되는 부재료들을 시기적절하게 필요한 영양소를 흡수하도록 짜진 식단은 어떤 기준에 의하여 만들어진 것일까? 군주시대에는 일부 지배계층의 식단은 부족함이 없이 공급받을 수 있는 권력을 가지고 있었음으로 계절과 다소 무관한 음식문화를 즐겼을 것이지만 농경사회의 주축이 되는 일반 백성은 노동력에 의한 생산만이 생존을 보장받고 부의 축척을 이룰 수 있어서 남성위주의 생활방식이 택하여 졌으며 음식물도 남성본위의 식단으로 짜 지면서 대다수를 차지하는 음인(태음인, 소음인) 위주의 음식이 발달하게 된 것이다.

앞에서 본 삼계탕, 보신탕, 추어탕, 조기탕, 대구탕 등의 음식들이 모두 물과 함께 끓여 만드는 음식들로 물이 음의 권세 아래에 있고 음인들 또한 탕을 중심으로 한 음식물 섭취가 자연스럽게 이루어짐을 알 수 있다. 따라서 사용되는 소재들도 모두 따뜻한 성질의 것들이 주류를 이루면서 구성되어 있어서 때로는 아래의 정열을 위로 끌어올려 사용하는데 유리한 음식물을 섭취하고 조용히 쉬거나 머물 때에는 정열을 아래에 저장해 두는 음식들을 먹음으로서 효율성을 극대화시키고 있다.

그러나 시대의 급격한 변화의 물결 속에서 음식 또한 그 범주에서 벗어나지 못하고 격동의 소용돌이에 휘말려 변모한 사회의 모습과 일치된 음식문화로 바뀌어 적응의 시기를 겪지 못한 상태로 먹는 음식들에서 많은 부작용이 생기자 삼계탕의 재료를 바꿔 보기도 하는 등 나름대로의 방법으로 조리를 하지만 본래 의도한 효과에 가장 적합하게 구성된 각종의 재료들의 변경은 아무효과를 기대 할 수 없는 엉뚱한 방향으로 흘러 쓰레기 음식으로 전락하는 우(遇)를 범하는 아둔함만 남는 안타까운 현실이 벌어지고 있다. 예를 들어 닭 대신 오리을 사용하고 인삼, 황기와 같은 부재료들을 동일하게 사용하기도 한다. 심지어는 옻닭이 좋다고 하니까 옻과 오리를 조합하여 오리 옻 요리를 만들어 먹는 참으로 웃지 못할 일들이 비일비재하게 생기고 있다. 삼계탕을 먹었을 때 다른 사람이 느끼는 맛보다 별로 맛이 나지 않을 때에는 자신에게 맞지 않은 음식일 수 있음으로 삼계탕에 버금가는 다른 음식물로 바꿔 먹어볼 필요가 있다. 이를 테면 오리복음을 만들어 먹으면 될 것이다. 오리는 찬 물속에서 생활하는 조류로 몸이 차야 물속에서 견딜 수 있는 몸을 가지고 있으므로 찬 성질이라는 것을 누구나 쉽게 짐작할 수 있다.

이와 같은 까닭에 그에 합당한 재료를 첨가해야 하는데 한방 약재들이 예전보다 구하기 쉬워진 연유인지는 모르겠으나 좋다는 것은 옛것과 새로 생각한 것이든지 구별없이 마구잡이로 넣어 볶는 것은 참으로 위험한 일이다. 인삼, 황기와 생강, 지황, 헛개나무 등을 함께 넣는다면 과연 어떻게 되겠는가?

　인삼과 황기는 끌어올리는 성질이고 지황, 헛개의 열매줄기는 내리는 성질이 서로 상충되어 이상한 음식이 되어 버렸다. 헛개나무의 열매줄기를 지구자라 하는데 이것을 술독의 해독제로 사용하는 것은 상부에 뭉쳐있는 열기를 아래로 내려 보내어 위쪽을 식히는 것의 재료로 이용된다. 삼계탕에는 전혀 사용하지 않는 재료들을 추가한 것은 삼계탕과 비슷한 탕이라 생각하고 만들었겠으나 그 결과는 전혀 다르게 나타날 수 있다. 이제 진정한 오리복음을 만들어보라. 볶거나 굽는 조리법은 음식에 열기를 가하여 재료에 따뜻한 성질을 첨가하고자하는 기술이다. 오리볶음을 삼계탕을 대신하는 보양식으로 이용해 보라. 여성 중에서 가장 많은 수의 사람이 태양인이다.

　오늘날은 대부분의 생산 분야에서 기계화가 이루어져서 순수한 인력에 의한 작업은 없어지고 남녀 누구나 할 수 있도록 변화되었고 정보화 사회로 진행되면서 음식물들도 남성보다는 오히려 여성에게 맞는 쪽으로 만들어져야 하지만 아직 그 접근법에 미치지 못하고 있다 보니 서양식 음식이 더 선호되고 구별없는 먹거리가 범람하고 있다 할 것이다.

　이러한 문제들을 해결하기 위하여 체질에 따라 음식물을 분류해 주고자 하는 것이 이글의 의도 하는 바이다.

(2) 식물성 음식물의 계절별 구분

꽁꽁 얼었던 땅이 채 녹기도 전에 각종 봄나물들은 이미 싹을 틔우고 어느새 이를 수집하여 푸릇푸릇한 향기를 가득 담은 바구니를 시장바닥에 깔아 놓고 손님을 기다리는 아낙네들의 숨결에서 봄 내음을 느낀다. 취나물이며 머위 잎이랑 산과 들에서 구할 수 있는 나물들은 대부분 쓴맛이 강한 것들이다. 봄에는 유독 쓴맛을 내는 나물들이 우리의 밥상에 오르는데 예사롭게 지나칠 수 있는 당연한 것으로 인식하고 있다. 그러나 실상은 긴 겨울을 지나면서 부족했던 여러 가지의 체소의 섭취 대신에 육식으로 지내 와서 극도로 피곤해진 간의 기운을 회복시키기 위한 것이다. 지친 간(肝)에 쓴 나물보다 좋은 것이 어디에 있겠는가? 간에서 만들어진 슬개즙은 낭(囊)으로 들어가서 음식물의 소화에 필요한 힘이 되어 지친 간의 피로를 풀어준다. 겨울을 지나 봄이 오면 몸의 활동량은 자연히 증대되고 혈액순환은 빨라지면서 음식물의 섭취량도 자연 증가 할 때를 대비한 봄나물을 충분히 섭취하여 두는 것이 한해의 건강을 보장받는 것이라 해도 과언이 아닐 것이다. 그러나 단맛에 길들여진 오늘날의 우리는 쓴맛에 고개를 돌리고 가까이 하지 않으려는 경향이 있는데 지혜로운 음식물 섭취가 무엇인지 반드시 생각해 둘 필요가 있다.

바람의 방향이 바뀌면서 습기를 다량으로 머금은 더운 열기가 잦은 비와 함께 내리기 시작하면 잎채소보다는 줄기식물이나 열

매채소나 뿌리채소인 고구마 줄기나 무잎 줄기 풋고추 같은 것
으로 더위에 지치고 땀으로 허약해진 심신을 시원한 얼음물에
체를 만들어 넣고 마시는 것으로 기력을 회복하고 돕는 식품으
로 식단이 꾸려지고 가을의 수확기가 돌아오면 다시 각종 잎채
소와 뿌리채소 뿐 아니라 모든 식물들이 풍족해져서 닥아 올 겨
울에 대비하는 식단이 꾸며진다. 겨울의 부족한 채소류의 섭취
를 위하여 무김치며 배추김치를 담아서 저장하는 저장식품으로
다양한 종류의 젓갈과 함께 맛을 낸다.

이처럼 각각의 계절에 따라 필요한 영양소를 공급할 수 있도
록 짜여진 우리의 식단은 오랜 세월에 걸쳐서 완성된 지혜의 식
단으로 오직 맛에 의해서만 조리하지 않았고 건강에 필수적인
요소들을 가미하여 요리한 것으로 각 가정에서는 체질에 따른
나름대로의 변화를 조금씩 추가함으로서 더욱 유익한 음식이 되
어 전통적으로 지켜내려 오게 된 한 집안의 음식문화로 까지 정
착 된 것이다. 그러나 오늘날 핵가족화 하면서 소량의 음식이 필
요하게 되고 이로 인하여 외식문화의 발달로 우리의 전통음식은
실생활에서 지켜보고자 하여도 여러 가지의 부적합한 조건들로
인하여 적용되지 못하는 형편에 놓이게 됨으로서 우리의 정체성
까지도 혼란이 생기는 실정에 이르게 되었다.

길에서 종종 마주치는 비만의 극치를 보이는 서양인들의 모
습을 보면서도 그들의 음식을 찾을 수밖에 없는 우리의 형편을
잘 점검하여 전통에 입각한 음식문화를 현대인의 생활방식에

맞는 음식으로 개발하여 보급하는 일에 눈을 돌려야만 하는 시점에 있음을 자각(自覺)한다.

(3) 약(藥)과 약성이 있는 식품의 인체 반응

"돼지고기는 잘 먹어야 본전이다", "변비에는 메밀이 좋다"는 말들이 옛날부터 전하여 오고 있음은 주지(周知)의 사실들이다. 그러나 깊이 생각하지 않고 그러려니 하면서 지나쳐온 것들에 대한 것과 일상생활에서의 약으로 인한 인체에 끼치는 영향과 음식물의 약성에 대하여 생각해 보고자 한다.

먼저 섭취하거나 주입했을 때 몸에 미치는 영향이 큰 순서별로 열거해 보면 약 중에서는 주사일 것이다. 아픔을 다스리기 위하여 어쩔 수 없이 맞는 주사약물은 혈관을 타고 간으로 들어가서 각 장기에 신속하게 보내지고 아픔의 인자를 제거하는 역할을 하지만 몸의 소화기관을 통하지 않고 곧 바로 혈관으로 들어옴으로 다른 약들은 소화기관을 경유하면서 몸에 부적합한 것들이 걸러진 다음 각 장기에 도달하는 것과는 달리 직접 공급됨으로 인한 많은 차이의 해로운 약성에 의하여 장기를 상할 수 있음을 유념해야 할 것이다. 예를 들면 다리가 아프다며 주물러 달라고 해서 만져주니 이제는 아프다고 만지지 말라한다. 허리를 수술할 때는 어떻게 참았느냐고 물으니 전혀 아프지 않았다면서 짜증을 내는 모습을 보고 과연 몸이 고통을 호소하는 것조차도 차단하는 주사의 위력은 조심에 조심을 더해야할 선택의 약물임을 실감했다.

이처럼 강력한 힘을 가진 주사의 위력을 정말 신중히 생각해 볼 필요가 있다. 약(藥)이란 본래 몸의 어떤 부분이 정상적인 상태에서 벗어나 비정상적인 상태가 되었을 때 투여함으로서 정상적인 상태로 회복시키는데 사용되는 것인데 약을 계속 복용해야 한다면 비정상적인 상태를 약으로 잠시 정상으로 유지하다가 다시 비정상적인 상태로 회귀하는 것을 반복하는 것을 의미하고 이는 약이 가지고 있는 독성에 노출되어 정상적으로 회복하기위하여 부단히 노력하는 몸 자체의 저항력을 말살 시킬 뿐만 아니라 중독에 빠지게 되어 점점 더 강한 약으로 진행 될 것이며 마침내는 약성에 취약한 어느 장기의 손상으로 목숨을 잃고 말 것이다. 약이 가지고 있는 효과는 나타날지 모르지만 저장하고 분배하는 기관은 망가지지 않을 수 없는 것이 자명(自明)하기 때문에 약이라는 이름으로 음식과 구별되게 부르는 것은 삼척동자도 아는 일이다.

본래 약이란 아픈 곳의 치료를 위하여 일정기간을 투여하여 정상적인 상태로 회복시키는 것이며 이후에는 반드시 약의 독성으로 손상된 부위를 보신을 통하여 독을 몸 밖으로 몰아내고 온전히 회복시키는 의무를 맡은 것이 일평생 먹는 음식물들이다. 즉 약은 일정기간을 투여한 후에는 정지하여야 하고 음식물로 몸에 필요한 영양소를 고루 섭취하여 최대한 약을 사용하지 않도록 정상적인 몸을 유지시키는 노력을 기울이므로 좋은 음식과 별로 유익하지 않는 음식으로 구분된다 하겠다. 다음으로는 뿌리채소들이다. 한약을 처방하면서 삼가야 할 음식물을 이야기할 때 대부분이 뿌리채소인 것을 들었을 것이다. 예를 들면 무, 마늘 같은 것이다. 한약의 처방이 음인을 기준으로 이루어지므로 배꼽 위쪽의 기운을 돋우고 아래의 기운을 끌어 올리는 약재를 처방하게 되는데 상하의 작용의 조화를 이룬 약재와 음식물이 상충(相衝)되어 몸에 부작용을 초래하는 것을 방지하기 위한 처방으로 음식물을 조심하게 하는 것 중에서도 채소의 뿌리가 가지고 있는 기운이 더 강하기 때문이다.

다음으로 각종 견과류에 속하는 열매들로서 호두 밤 도토리 은행 같은 것으로 이들은 한약재로서 이용되기도 한다. 그러나 다른 약재로 인하여 발생하는 부작용을 완화시키는 보조적 역할을 하는 기능에 사용되는 수준이다. 밥을 지을 때 밤을 조금씩 넣기도 하고 기타의 여러 잡곡들을 넣기도 하는데 영양소의 섭취와 밥맛을 좋게 하고자 하는 의도와 변비와 설사 등을 완화시키고자 하는 목적이 함께 있는 것이다. 다음으로 곡물이 우리의 몸에 부담을 주게 된다.

몸에서는 많은 활동이 이루어져야만 영양소의 흡수가 이루어지므로 소화에 시간이 걸리고 때로는 부작용이 생겨 병으로 진행되기도 한다. 과식은 소화기능에 지장을 주어 다량의 산소를 몸 안에서 소모시키므로 활성산소의 량을 증가시키고 소화를 위하여 몸의 기운들이 집중되므로 실질적으로 사용되어야 할 생산

활동에는 힘이 부족한 상태가 될 수 있다. 잎채소류는 소화속도가 가장 빠르면서도 여러 장기에 부담을 적게 주는 음식물이지만 지나친 향료성 채소들은 폐에 영향을 끼쳐 머리카락을 빠지게 하는 원인이 될 수도 있음을 무시하지 말아야 할 것이다. 생명활동을 위하여 먹을 수밖에 없는 음식물이지만 결국은 이들로 말미암아 늙고 병들고 죽게 되는 것이 우리의 인생사 이고 보면 한편으로는 얄궂은 것이지만 모든 것에 순응하며 그 부작용을 최소화하여 오래토록 건강하고 질 좋은 삶을 영위하는 길이 자신을 정확하게 알고 부족함이 없이 처신해야 하는 까닭이겠다.

(4) 일상적으로 사용되는 음식물의 구분

어느날 눈병이 난 사람이 찾아와서 고통을 호소하며 치료를 요청해 왔는데 의사는 치료는 해 줄 생각을 하지 않고 가만히 보고만 있더니 눈병보다는 항문에 더 큰 병이 들어서 앞으로 일주일을 조심하지 않으면 항문이 빠질 것이라는 말로 항문을 두손으로 꼭 눌러 막고 한시도 손을 떼어서는 안되며 그렇게 하고 다음 주에 오라는 처방을 받고 집으로 돌아간 환자는 눈병은 생각지도 못하고 항문만 두손으로 막고 지내다가 오라한 날에 의원을 찾아가 잘 지켰다고 말하자 사실은 눈은 손으로 자주 만지면 낫지 않기 때문에 손을 사용하지 못하게 하여 치료를 했다고 전해주자 눈은 이미 나아 있었다는 일화가 있다.

약이든 음식물이든 우리가 섭취함으로서 내부 장기의 노화는 더 빨리 진행되는 것은 기계나 무슨 차이가 있겠는가. 최대한 아끼며 잘 사용할 때 건강하고 풍족한 삶이 이루어질 것이다. 음식물이 몸에 좋다. 나쁘다의 문제가 아니고 얼마나 빨리 소화되어 힘으로 변환되느냐의 문제이다. 음식물은 음식물일 뿐이다.

① 광물성 음식물

광물성 음식물의 대표는 소금인데 오늘날 소금의 섭취와 관련된 의견들이 분분한 가운데에서도 음식의 맛을 짜거나 달게 하면 거부감을 느끼지 않고 먹을 수 있다. 이 두 가지의 맛이 건강 유지와 관리에 심각한 영향을 끼치는 요인으로 섭취의 량에 따라 건강이 결정되는 것처럼 중요시하고 있는 실정이다.

특히 소금은 성인병의 원인을 제공하는 가장 기피해야 할 식품으로 전해지고 있는 것에 대하여 심각하게 고려해 보아야 하겠다. 음식에서 소금이 빠지면 아무리 뛰어난 요리기술을 가진 사람이라 하더라도 조리의 기본이 이루어 지지 않는다. 우선 고추장 된장 간장과 같은 소재들의 제조가 불가능해져서 양념을 만들 수 없게 되고 채소를 먹을 수 있도록 가공하기 위해서는 소금으로 절여서 풋풋한 기운을 흩어야 여러 가지의 음식들로 요리 할 수 있게 된다. 이처럼 소금이 사용되지 않은 음식이란 있을 수 없는 것인데도 일반인들에게 소금의 해독만 알리고 유익한 식품으로서 필수불가결(必須不可缺)한 중요성에 대해서는 눈감는 것은 참으로 무책임한 짓이라 할 것이다.

소금은 광물질로서 짠맛을 내는 기본적인 식품으로 특히 동물들은 적정량을 섭취하지 않고는 생존할 수 없는 아주 중요한 음식의 기본이 되며 또한 필수 영양소이다. 소금을 구성하는 성분들을 살펴보면 나트륨, 염소, 칼륨, 칼슘, 마그네슘, 철, 망간, 아연, 핵비소, 인, 유황 같은 물질들로 구성되어 있다. 이들이 하는 역할은 음식물을 분해하고 노폐물을 배설 처리하는 역할로 신진대사 작용을 주관하고 있다.

우리의 건강이 나빠지는 것은 신진대사의 장애이다. 소금은 혈액뿐만 아니라 타액 담즙 뇨(尿)에도 함유되어 있고 임산부의 양수는 바닷물의 농도에 가까운 염분을 함유하고 있음은 주지(周知)의 사실이다. 또 위액은 염산을 구성하고 있다. 염분은 혈관 벽에 부착된 노폐물을 제거하고 혈관의 경화를 방지하는 작용을 한다. 혈관의 경화를 방지한다는 것은 인체의 노화를 막아주는 역할을 말하는 것이다. 체내에 소금이 부족하면 몸이 나른해지고 두통과 속의 니글거림이 생기고 나중에는 경련이 일어나고 혼수상태에 빠져 죽기까지 한다. 우리의 몸은 어른인 경우 약 60조에서 100조의 세포로 구성되어 있는데 하나하나의 세포는 독립되어 있고 서로 제휴하면서 조직을 만들고 기관을 형성하여 인체를 구성하고 있고 어른의 경우 대부분의 세포는 똑 같이 재생될 수 있다. 이것을 신진대사라고 한다.

그러나 뇌와 신경, 치아의 세포만은 신진대사가 허용되지 않는다. 만약 치아나 뇌가 신진대사를 할 수 있다면 인간은 영원히 죽지 않을 것이다. 신경은 뇌나 척수로부터 전자이동에 의하여 전신의 각 기관에 명령할 수 있게 되어 있으며 또 혈관이나 임파관은 혈액과 임파액에 의해서 물질이동이 가능하며 동맥혈은 영양을 세포에 공급하고 정맥혈이나 임파액은 각 세포의 노폐물을 밖으로 내 보낸다. 우리의 몸의 근육이 긴장해서 수축되고 다시 이완상태로 돌아오는 현상은 혈액속의 염분에 의해서 이루어지고 있다. 보행 호흡 심장의 고동 등 모든 동작이 수축과 이완의 반복으로 이루어지는 것이며 이것은 나트륨의 작용에 의한 것이다.

소금속의 구성 물질이 인체 내에서 하는 역할을 좀 더 구체적으로 기술하면 그 내용은 다음과 같다.

나트륨: 양이온으로 체액과 뼛속에 들어 있다. 혈액속의 산 염기의 평형을 유지시켜 ph를 적절히 유지시키며 삼투압을 조절하는 작용을 한다. 신경의 자극을 전달하여 근육 운동과 감각 등 신체의 자극 전달에 필수 요소이다.
나트륨 결핍 시 뼈의 약화 각막 건조와 각질화 성기능 저하 부신비대 세포기능 변화 혈압 저하 체액과 혈액의 감소 등의 증상이나 경련 구토 설사 두통 등을 유발한다.

염소: 뇌 척수액과 위액에 염화물 형태로 많이 존재한다. 염소는 음이온으로 존재하며 위액의 성분인 염산의 재료가 된다. 삼투압을 조절하고 산염기의 평형을 조절한다. 염소가 결핍되면 식욕이 떨어지고 소화불량 구토나 설사 등의 증상이 나타난다.

칼륨: 세포의 생물학적 반응의 촉매제 역할을 한다. 에너지 발생과 글리코겐 및 단백질 합성에 관여하며 나트륨과의 전해질 평형을 이루고 있다. 이는 과잉 섭취한 염분을 땀으로 배출하여 혈압을 낮추는 효과도 있다. 즉 인체의 칼륨 - 나트륨의 전해질 균형은 매우 중요하며 어느 한쪽만을 지나치게 섭취해서는 안 된다. 신경 자극 전달에 중요한 역할을 하며 근육을 부드럽게 한다. 칼륨이 결핍되면 근력의 저하나 수족 마비 미각 반사가 저하된다. 소화가 잘 안되며 심장 박동이 빨라지거나 당뇨병을 유발한다. 마비 구토 설사 짜증 두통 등의 증상이 생긴다.

칼슘: 인체의 뼈 발달에 절대적으로 필요하며 99%가 뼈 조직에 저장되어 있고 나머지 1%가 혈액 속에 이온으로 존재하며 단백질 글리코겐의 대사 혈액 응고 호르몬 분비 세포분열 면역 기능에 관계 신경 근육의 흥분 조절 등에 관계한다. 또한 효소 활성화 심장과 신경조직을 활성화 하는 등의 중요한 역할을 한다. 1%의 칼슘 이온의 역할은 생명을 유지시키는데 지대한 역할을 하며 사실상 뼈에 저장되는 칼슘은 인체의 지지 작용 외에도 칼슘 이온상태로 녹여 사용하기 위한 비축의 수단으로의 의미를 가지기도 한다. 칼슘이 부족하면 신경과민으로 정서 불안 치아가 약해지고 고혈압 동맥 경화 촉진 뼈가 약해져 변형되며 골절 가능이 일어나고 근육이 마비되고 손가락과 손목이 뒤틀리는 등의 증세가 나타난다.

마그네슘: 뼈와 치아에 많이 들어 있는데 세포와 여러 가지 반응에 촉매 역할을 하여 세포의 호흡에 필수적이다. 단백질 합성을 돕고 혈액 내의 산과 알칼리의 농도를 일정하게 조절한다. 근육과 신경이 정상적으로 활동하는 것을 돕고 조직과 혈관벽에 칼슘이 침착

하 는 것을 막고 신장결석 담석증을 예방한다.

마그네슘이 결핍되면 흥분하기 쉬워지거나 심장의 고동이 빨라진다. 손발이 냉해지거나 통증이 생긴다. 원형 탈모증 피부병 성장지연 번식장애 소화불량 골연화증 간 기능 장애 성기능 장애 신 경 과민 혈압 강하 말초신경 이완 신장 질환 심장질환도 생길 수 있다. 음주를 하면 마그네슘이 부족해지기 쉽다.

철: 적혈구의 헤모글로빈의 구성 성분으로 성장 촉진과 저항력을 갖게 하고 피로방지 빈혈을 예방하며 개선시킨다. 철이 부족하면 몸 안에 영양물과 산소 공급이 적어지며 철 결핍성 빈혈 발육 저하 권태 피로 구내염 부종 실어증 식욕부진 세균 감염에 대한 저항력 약화 등이 나타난다. 또 몸이 차가워지고 어깨가 결리며 피로해지기 쉽다. 철 부족은 어린이나 젊은 여성에게 잘 나타난다.

망간: 골격 형성과 생식 기능 및 중추신경 기능에 영향을 미친다. 결핍증상은 성기능 저하 불임 고환의 퇴화 뼈의 길이가 짧아지고 다리가 굽게 된다. 보통은 비타민K의 결핍과 함께 나타난다.

아연: 세포의 성장과 증식에 필요하다. 그러므로 인체의 피부와 골격 발달 모발유지에 크게 영향을 미친다. 생식 능력의 장애 전립선 장애를 예방한다. 소화와 호흡 인슐린 분비 미각 작용 화상이나 상처 치료를 돕는 역할도 한다. 또한 단백질 대사를 돕고 뼈를 단단하게 하는 작용도 한다. 아연은 인체의 면역작용에도 중요한 역할을 맡고 있다. 아연이 결핍되면 미각 장애나 동맥경화증, 전립선 비대증, 성기능 장애, 식욕부진, 발육부진, 체중감소, 피부병, 생식 기관 발육 부진, 구내염, 임신장애, 뼈의 약화, 탈모증, 질병에 대한 저항력 약화, 상처가 회복되지 않는 증세 등의 증상이 나타난다.

스트레스를 많이 받는 사람은 혈액 내 아연 함량이 현저하게 낮아진다고 하는데 암 백혈병 심장병 등이 잘 걸리게 된다. 임산부에게 결핍될 시 기형을 유발하며 특히 어린이에게 결핍 시 뇌 기능에 치명적인 손상을 가져오며 뼈가 약화 된다.

핵비소: 바닷물 속에 미량의 비소가 포함되어 있는데 비소는 양이 많으면 비상이라고 하는 독약의 성분이 있기 때문에 살인물(殺人物)이며 적당량을 섭취하면 활인물(活人物)로서 신약(神藥)이 된다. 소금속의 비소는 인체의 허용 기준치 이하로 들어 있으므로 크게 걱정하지 않아도 된다. 공해 독과 세균 암세포를 파괴하는 힘이 핵비소에 있다. 소금 중에서도 유일하게 우리나라 서해안 염전에서 만들어 내는 천일염만이 유일하게 핵비소의 성분을 함유하고 있다.

유황: 단백질 합성을 돕고 각종 호르몬 분비와 비타민 활성화에 크게 도움을 준다. 유황은 얼어붙은 땅도 녹일만큼 양기가 강한 물질이어서 하복부 냉증에 탁월한 효과가 있다. 유독성 미생물 감염에 대한 저항력을 키워 주고 몸 안에서 중금속의 해독작용을 하며 인슐린 합성에도 필요하다. 담즙 생산에도 필수적이며 결핍증은 소화 불량과 성장부진 등이 보고되어 있다. 유황자체는 용량에 따라 독성이 있어서 그냥 먹을 수가 없다. 자연 성분으로부터 합성된 것을 섭취하는 것이 좋다. 유황은 허약한 사람의 보양 효과가 뛰어나다. 피부병이 발생하면 유황온천을 찾는데 이는 생체의 표피층이 켈라틴(keratin)단백질 구조로 되어 있으면서 주성분인 유황아미노산 시스테인(Cystine)이 많아 피부에 누적된 유해물질을 정화 해독 시켜 주기 때문이다.

소금에는 단백질을 응고시키는 간수 즉 염화마그네슘이 함유되어 있고 각종 중금속의 불순물들을 포함하고 있으며 여러 물질이 소금으로 응고 될 때 주위의 가스를 흡수하게 되어 먹었을 때 몸속의 영양소와 충돌하여 혈관 내에서 부작용을 유발시켜 뇌일혈의 원인이 되기도 하는 까닭에 소금의 선택과 사용량에는 각별한 주의가 필요하다.

소금에는 간수와 가스와 유독성 불용해 성분의 물질이 들어 있다는 것을 언제나 염두에 두면서 지혜롭게 사용해야 하는 이유이다.

소금의 구성성분에 다하여 기술하였으나 실지로 우리의 인체 내에서 나타나는 성질을 알기에는 이들 구성성분으로는 명확하지 않음이 느껴질 것이다.

양념으로서의 소금을 설명하기에 앞서 한가지의 예를 들고자 한다. 사람은 주위의 환경과 여건들에 대한 판단을 내릴 때 정보를 수집하여 정리하는 과정에서 보관할 것과 버릴 것을 선별하는데 보관할 것은 저장고로 보내고 버릴 것은 분리하여 내 놓듯이 소금은 흩는 성질이 있고 설탕은 모우는 성질이 있어서 단 음식을 먹으면 살이 찌고 짜게 먹는 사람은 야윈 것을 주위에서 볼 수 있다.

성격에 있어서도 예민한 사람일수록 단 음식을 즐기며 급하며 과격한 성격의 사람들이 많다. 단 성질의 음식을 먹고는 물을 찾지 않지만 짜게 음식을 먹고 난 후에는 반드시 물을 찾게 되는데 이것은 몸속의 염분의 농도를 맞추기 위함이며 이런 행위로 소변을 보게 되어 몸 밖으로 염분을 배출시키는 것은 흐르는 성질 때문이다. 몸의 외부에 염증이 생겼을 때 소금물로 씻으면 염증이 풀리며 염증은 단 것으로 생긴다. 지나치게 모이면 염증이 되는 것이다. 건강관리에 있어서 소금 섭취량에 따른 문제도 있을 수 있음은 어느 정도는 중요하겠으나 결정적인 것은 소금의 질에 있다고 할 것이다.

염분의 섭취량을 줄이라는 현대의 보편적 지식은 변화된 식문화에 기인한 것으로 채식을 주로 하던 우리의 식문화가 육식 위주로 바뀌면서 음식자체에 스스로 들어 있는 염분의 량은 계산되지 않고 채식의 조리 시 사용하던 그대로 소금의 량을 결정하게 되어 우리도 알지 못하는 사이에 소금이 필요 이상 사용하는 일이 빈번하게 되었다. 음식으로 고혈압 따위와 같은 성인병이 문제가 되는 지경에 이른 것은 짧은 시간에 찾아온 식생활의 변화의 한 과정 속에 있는 지혜의 부족으로 인한 현상일 것이다.

각종 요리의 재료로 사용되는 고기들도 생명활동을 위하여 사람보다는 적은 량이라 하더라도 염분을 섭취하고 몸에 저장하고 있었으므로 육 고기의 요리를 섭취한 후에 갈증이 나는 것은 이 때문인 것을 알게 되면 음식에 따라 적정한 사용량을 알게 되고 무조건 적게 사용하는 일에서 벗어날 것이다. 육식과 함께 한 지나친 소금의 섭취는 채식으로 다소 짜게 먹은 것과는 비교할 수 없이 해로운 행위에 속함을 인식하는 것이 매우 중요함을 자각(自覺)하여 잘 분별하기 바란다. 무엇이든지 과하면 화가 되는 것이 세상만사 이치인 것이 여기 음식에서도 별반 다르지 않음은 언제나 깊이 생각하는 마음을 떠나지 않아야 하는 이유가 되겠다.

이웃에서 농사에 종사하시는 분이 집에 놀러 와서 음식을 함께 먹게 되면 평소보다 음식을 다소 짜게 만들게 되는데 이는 땀을 많이 흘려 평소의 음식을 내 놓으면 맛이 없어 먹지 못하기 때문이다. 그러나 쉬는 겨울에도 평소의 식습관으로 짜게 먹으려 하는 모습에서 많은 깨달음을 얻을 수 있다. 습관이 좋기도 하지만 나쁘기로 말하면 고장 난 비행기로 하늘을 날고자 하는 것과 같은 어리석음에 빠질 수 있음을 인식해야 한다.

② 동물성 음식물

종족에 따라 수만 가지의 음식의 재료로서 각양의 동물들이 이용되며 적당한 요리 기법에 의해서 질좋은 음식들이 만들어지는데 이를 혐오식품으로 취급하며 자신들에 비하여 미개한 사람으로 호도하는 선진문화라고 하는 일부의 국민들이 있다. 그러나 자신의 음식들도 상대편에서 바라보면 아주 야만스럽기까지 한 모습으로 요리하고 이를 태연히 먹는 모습을 보게 된다. 음식은 빈부의 차이에 의하여 결정되지도 않을 뿐만 아니라 이러쿵저러쿵 할 대상도 아닌 것이다. 조상을 경배하는 마음으로 제사를 지낼 때도 각 가문마다 격식이 다른 것을 자신과 다르다고 나무라는 꼴을 당하는 형편과 다르지 않는 것이다. 오랜 역사 속에서 그 민족에게 유익한 것으로 판명되었기 때문에 오랜 전통으로 굳어진 것이다.

▌조류(鳥類)를 이용한 음식물

닭과 오리는 조류를 이용한 대표적 음식물의 재료로서 우리 식단의 차림표에 중요한 위치를 차지하고 있다. 영양의 함유량에서는 큰 차이를 보이지 않으면서도 조리의 방법과 첨부되는 재료들이 판이(判異)한 것은 익히는 방법과 시간의 차이가 있다. 이는 사육되는 장소와 사료가 다르고 본래 가지고 있는 체질이 달라서 사람이 먹었을 때에 맛있고 영양을 충분히 흡수할 수 있는 가장 효과적인 조리법의 연구에 의하여 만들어진 산물이다.

먼저 닭은 삼계탕조리법이 가장 보편적이고 영양식으로 널리 알려진 음식이지만 왠지 탕을 좋아하지 않는 사람이 있어서 모든 사람이 즐겨 먹지는 않는다. 체질에 따라 국물이 많은 음식을 좋아 하지 않는 사람들도 많이 있다.

옻닭도 먹고 나면 유별나게 부작용이 심하여 고생하는데 이를 "옻탄다"고 말하지만 일부의 사람들은 전혀 그런 부작용이 나타나지 않는다. 이와 같은 이유가 당시의 몸의 상태에 따라서도 일어날 수 있겠으나 대부분 각자의 체질에 의하여 상징적으로 나타나는 모습이다.

삼계탕의 주된 재료는 인삼으로 삼계탕의 삼(蔘)은 인삼을 줄여 쓴 것이며 계(鷄) 즉 닭을 나타내고 이들과 함께 찹쌀을 넣어 끓이면 삼계탕이 되고 여기에 생강과 대추를 넣어 끓여 내는데 이때 찹쌀은 고기의 독을 중화시킬 뿐만 아니라 찰진 성질을 이용하여 퍼지지 않고 밥을 짓고 고기의 기름기를 흡수하여 담백한 맛을 더하고자 사용되는 식재료이다. 인삼이나 옻으로 음식을 조리하는 것은 따뜻한 성질의 음식물을 섭취함으로서 정열이 아래에 머무는 사람들에게 윗쪽을 따뜻하게 해 주어 아래의 더운 기운을 올라오도록 하는 원인을 제공하는 음식물의 제조법으로 닭과 함께 사용된다. 이와 같은 이유들을 살펴볼 때 음인의 음식임을 직감할 수 있다.

반면에 오리는 탕으로 조리하지 않고 볶거나 구어서 먹는데 사용되는 부재료들도 같은 조류의 조리이면서도 판이(判異)하게 달라진다. 일부의 사람들은 같은 조류인 관계로 삼계탕 끓이듯이 물을 붓고 삶아 내는 사람도 있는데 이러한 점들에 대하여 그 본래의 성질을 설명하여 당초에 의도한 음식의 고른 섭취를 할 수 있도록 체질에 따라 구분되는 우리의 음식을 알리고자 한다. 자기의 이름이 왜 석자인지 모르는 사람처럼 오리나 닭요리나 그냥그냥 넘어가서야 되겠는가? 오리요리의 부재료는 주로 오가피, 엄나무, 헛개나무, 다래, 들깨 같은 것들로 구성되는데 이들에 대하여 잠시 상식선에서 설명하면 오가피는 어린 아기가 3살이 되어도 걷지를 못할 때 먹이는 약재이며 엄나무는 같은 과(科)의 나무이며 헛개나무의 열매줄기(지구자)는 알콜을 분해하는 약재이며 다래는 가슴을 맑게 하는 약재들로서 들깨의 찬 기운과 어울려 조리하게 되는데 모두 간(肝)과 연관된 것임을 알 수 있을 것이다.

간은 침묵의 장기라 하여 마치 심어 놓은 나무가 땅과 수분의 적합여부에 침묵하듯이 80% 이상의 상당한 손상이 생긴 후에야 병증을 느낄 수 있게 되는데 실제로 몸에 이상을 느낄 때 쯤에는 이미 몸의 구석구석에서 간으로 생긴 여러 증상들이 나타나고 장기에 손상이 발생한 후이다. 나타난 증상으로는 우선 발을 잘 삐게 되고 눈의 시력이 떨어지며 눈 주위에 검은빛이 돌기도 하며 눈 주위에 좁쌀과 같은 돌기가 돋고 심한 피로감을 느낄 수도 있다. 간은 우리의 몸에 침투한 독성물질을 몸 밖으로 내보내는 일을 담당하고 있으므로 간을 편하게 하기위해서는 화학제품과 가공한 음식을 멀리하면서 간을 쉬게 해주고 오리 속에 쌀을 넣고 적당량의 물로 쩌서 만든 오리백숙을 먹는다면 점차로 회복하는데 큰 도움이 된다. 들깨가 찬 성질이라고 말하는 이유는 옛날 부엌에서 사용하는 솥에는 반드시 들기름으로 표면에 막을 형성하고 방의 바닥에 종이를 바른 후에도 들기름으로 마무리하는 것으로 들깨의 성질을 알 수 있는데 솥과 방의 바닥은 둘 다 열과 연관이 있어서 센 열기에도 견디기 알맞은 들기름이 이용되는 것이다.

앞에서도 잠시 언급한바 있지마는 오리는 물과 함께 지내는 성질의 새(鳥)로서 만약 몸이 따뜻하다면 한겨울을 차가운 물속에서 도저히 견디지 못할 것이다. 찬물과의 조화를 이루어야만 생존이 가능하므로 몸을 차게 유지시켜서 생명활동을 하는데 우리는 이러한 오리의 체질을 이용한다. 배꼽의 위에 정열이 머무는 사람들이 먹었을 때 유익한 요리가 되도록 재료를 선별하고 조리함으로서 아래로 정열을 내려 보내어 힘을 나게 하고 간의 기운을 도와 폐와의 불균형을 해소시키기 위한 음식으로 요리하는 것이다. 오리와 닭은 조류이면서도 각각의 다른 체질을 가지고 있는 까닭에 이를 각 사람의 체질에 따라 적절히 이용함으로서 모두가 건강한 삶을 유지할 수 있도록 가까이에서 두 종류의 조류를 사육하게 된 것이다. 음식재료가 체질에 따라 쉽게 구할 수 있게 이루어진 것처럼 조화로운 우리의 생활방식을 곳곳에서 발견하게 될 것이다.

2 육상(陸上)의 동물을 이용한 음식물

잡식성인 돼지와 초식동물인 소를 이용한 각종 요리는 오늘날 동물성 단백질의 중요한 공급원이기 이전에 우리식단의 필수 반찬거리로 자리매김하여 둘 중의 하나는 늘 밥상에 올라 오는 시대를 살고 있지만 불과 얼마 전까지만 하더라도 별식의 범주에 들었다.

이제는 두음식이 가지고 있는 성질을 잘 알아서 적절히 사용하여 건강한 식단으로 준비할 때가 된 것이다. 돼지를 말할 때 저돌적이고 먹성이 좋은 짐승의 단연 으뜸으로 친다. 번식력도 타 동물에 비하여 좋아서 많은 수확을 얻을 수도 있는 유익한 사육 짐승으로 여러 가지 다양한 용도로 사용되는 중요한 식품재료로 이용되면서도 가격이 저렴하여 돼지고기에 관한 옛 이야기 따위는 생각조차 하지 않게 되었다.

돼지고기를 먹을 때는 새우젓과 함께 먹으면 체하지 않는다는 것과 같은 알던 것조차도 무시되면서 이용되고 있다. "돼지고기는 잘 먹어야 본전이다"라는 말을 전에는 쉽게 들을 수 있었어나 요즘은 "잘 먹는게 이익이다"로 바뀌어 너 나 없이 즐기는 쪽으로 옮겨 왔지만 이 말 속에는 우리가 반드시 알고 넘어가야하는 뜻이 숨겨져 있다. 돼지고기와 함께 먹는 부식으로 무 들깻잎 마늘이 조화를 이루어야 제 맛을 낸다. 이들 음식의 재료들은 모두 찬 성질의 채소들로 앞에서 얼마간의 설명을 하였다.

돼지고기는 충분히 익혀서 먹어야 하는데 본래의 성질이 차서 다른 음식에 비하여 익는 시간이 많이 걸리는 것을 강조하는 의미도 함께 포함하고 있다. 돼지김치찌게는 수차례 오래 끓인 것이 맛있다. 오늘날의 식단의 구성은 얼마의 칼로리와 몇 종류의 영양소가 고루 분배되어 제공되는가를 잣대로 꾸며지지만 우리의 음식들은 오랜 역사 속에서 생존에 필요한 최소한의 량으로도 살아갈 수 있는 영양소를 구비한 것들이므로 체질에 따라 구분하여 섭취하는 것만으로도 평상시에는 충분한 식사가 된다. 돼지고기를 먹고 실제로 배탈이 나서 심하게 설사를 경험한 사람도 있겠지만 음식이 차서 가 아니라 과식을 했거나 하거나 기타의 이유로 잘못 먹어서 배탈이 났다고 여기고 말아 버린다. 실제 그런 경우도 있지만 돼지고기의 찬 성질이 위쪽에 찬 기운이 머무는 사람에게는 별 유익을 주지 못하기 때문일 수도 있다. 대부분의 남자들이 음인이거나 태양인이니까 우리나라의 음식으로는 돼지고기는 별로 반갑지 않은 음식임에는 틀림이 없으므로 쇠고기에 비하여 그 가격도 현저히 싼 이유가 된다. 양인이라 하여 모두 돼지고기가 다 유익하지는 않다.

돼지에 비하여 소는 덩치가 크고 풀만 먹으므로 사료의 가격도 싸고 고기도 많이 나오는데 왜 돼지고기와 비교할 수 없을 정도로 가격이 높을까? 만약 소고기와 돼지고기의 가격을 비슷하게 하면 대부분의 사람들은 쇠고기를 선택할 것이다. 아무리 요리를 잘해도 우리나라의 대부분의 입맛에는 쇠고기가 맛있고 간에 부담을 주지 않는 까닭이다. 수요와 공급의 문제로 가격에 차이를 보이는데 이것은 대부분의 우리나라 사람의 체질에 쇠고기가 잘 맞는 이유이다.

소는 곡물이나 채식만이 가능한 짐승으로 다른 것이 첨가 되면 심각한 병증이 발생하여 소고기를 먹은 사람에게도 영향을 끼치는 사례를 보기도 한다. 소의 위장은 네 개로 이루어져 있어서 되새김질을 하여 온전히 소화시킬 수 있는 구조를 하고 있다. 이것은 거친 음식물을 삭일 수 있는 충분한 열을 각 장기에 저장하고 있다는 것을 의미한다. 사람으로서는 상상하기 힘든 잡풀도 넉넉히 소화 시키는 힘을 가진 소야말로 더운 기운의 으뜸이 된다. 남자의 많은 수가 음인으로 구성된 우리의 현실에서 얼마나 좋은 먹거리인지 짐작하고 남음이 있다. 태양인에게도 다른 육식에 비하여 들 무익하다. 이 뿐만 아니라 뼈에서부터 가죽에 이르기까지 모두 우리의 생활에 유용하게 사용되는 소와 같은 짐승은 잘 볼 수가 없다. 쇠고기를 익힐 때 오래 불에 두지 않는 것은 빨리 익기 때문이다. 양념으로는 참기름과 적당량의 소금만으로도 맛있게 먹을 수 있고 버섯을 가미하여 소고기의 육질을 연하게 만드는 재료가 되고 따뜻한 성질의 버섯은 소고기와 어우러져 찬 몸을 보하는 보양식으로 앞으로도 늘 사랑받을 것이다. 소와 돼지의 음식의 차이는 풀만 먹는 채식성과 온갖 것을 먹는 잡식성과의 차이이다.

3 해상(海上)동물을 이용한 음식물

어류들은 민물과 바닷물에 사는 것에서부터 민물에서 태어나 바닷물에 살다가 다시 민물로 돌아오는 고기와 딱딱한 껍질로 무장한 것들까지 참으로 다양한 종들이 살고 있지만 이들도 각각의 체질이 있어서 차고 더운 것이 분명한 것을 모양으로도 짐작할 수 있다.

우선 민물의 고기는 물의 깊이가 깊지 않으므로 햇빛과 가까이 있고 한곳에서 머물며 생활하므로 그들의 체질은 대부분 따뜻하다. 그러나 갑각류 인 고동과 민물 게 등은 성질이 차다. 이들은 구멍을 파고 살거나 두꺼운 껍질을 가지고 있어서 햇빛과 거리를 두고 살아가는 까닭에 찬 몸을 기지고 있다. 민물고기 중에서 대표 격인 잉어는 민물고기로 회와 보양식으로 요리되는 고기로서 몸통의 모서리 부분이 둥글면서도 유연한 곡선이므로 왠지 부드럽고 따뜻할 것 같은 느낌을 받게 되고 몸통의 색깔도 여러 색깔이 어우러진 아름다운 무늬가 있으며 물위를 유유히 헤엄치는 모습에서 급하다거나 날카로움을 발견할 수 없다. 이러한 모습을 통하여 이런 종류의 고기가 결코 차지 않음을 알 수 있다. 잉어는 회로 먹기도 하지만 푹 고아 우려낸 탕으로 먹도록 요리한 것을 원기 보충용으로 더 선호하는데 따뜻한 성질의 영양식을 인체 내로 흡수하여 소화기능을 강화 시키는 요리 재료로 사용된다.

대부분의 민물고기는 비늘을 가지고 있고 따뜻한 성질의 음식물로 구분된 요리의 재료이다. 바닷물은 민물과 달리 깊고 얕고 넓고 좁은 곳들이 상존하는 공간으로 고기들도 각자의 사는 위치에 따라 각자 환경에 적합한 모습들을 다양하게 갖추고 있으며 조개 고동 게 같은 갑각류를 비롯하여 오징어처럼 척추가 없는 고기도 분포되어 영역을 형성하고 있어서 이들을 이용한 요리들이 중요한 먹거리로 이용되고 있다.

이들 어류들을 크게 구분해 보면 비늘이 있는 것과 없는 것으로 나누어지고 또 뼈가 없는 것이 있으며 단단한 껍질을 가진 것들이 있다. 여기에서 우선 비늘이 기와처럼 포개져 있는 고기의 모습을 관찰해 보면 민물고기와 비슷한 모습으로 머리의 앞부분이 둥글고 유연한 곡선을 이루고 피부의 색도 밝은색으로 선명하여 따뜻한 햇살이 피부로 스며들어 비늘처럼 떨어져 일어나는 살 속의 틈 사이에 따뜻한 기운을 저장하고 있어서 더운 성질의 먹거리로 높은 가격에 거래 된다. 탕의 재료로 조기와 도미가 이용된다면 비늘이 없거나 한줄로 몸의 중앙에 길게 늘어 선 비늘을 가진 고등어 종류의 고기는 살점이 길게 이어져 떨어지고 모습도 날카롭게 생겼으며 성질이 급하여 잡아 놓으면 빨리 파닥거리다가 죽어버린다.

이 같은 종류의 고기는 찬 성질의 육질을 가지고 있으며 칼치나 꽁치 멸치 같은 이름에 "치"자를 가진 종류의 은빛의 고기들도 포함된다. 이런 종류의 생선은 탕보다는 구어서 먹어야 제맛이 난다. 조개 같은 것으로 탕을 끓일 때에는 무를 넣는데 조개의 찬 성질과 무가 어우러져서 시원한 맛을 더욱 나게 하고자 하는 것이며 미나리를 첨가하는 음식들도 찬 성질을 가진 탓으로 목이나 가슴이 타는 듯한 느낌의 속을 풀 때 시원한 맛으로 먹게 되는 대표적인 음식이라 하겠다. 게의 날카로운 껍질의 여러 모양에서 찬 느낌이 풍기듯이 많이 먹으면 설사를 하는 것도 찬 성질 탓이다. 이 외에 해초류도 차고 덥고 한 성질이 있어서 나중에는 체질에 따라 구분하여 섭취해야만 하는 음식물로 나뉠 것이다. 음식으로 만들어지는 먹거리들이 찬 성질과 더운 성질로 구분되는 것은 누구나 먹을 수는 있겠으나 체질에 따라 먹는 량을 조절하는데 필요하기 때문이다.

③ 식물성 음식물

오늘날과 같이 영농기술이 발달하지 않았던 시절에는 계절에

나를 알게 하는 재미있는 체질이야기

따라 생산되는 채소 외에는 접할 수가 없어서 봄의 채소 여름의 채소 가을의 채소가 분명했다. 식물에게 필요한 적정온도로 유지하면서 제배되기 때문에 계절의 구분없이 생산된다고 해서 채소의 본래 특성이 바뀌는 것은 아니다.

■ 잎을 이용한 음식물

유색의 채소 중에서 유색상치와 미나리는 엄동설한을 이기는 찬 기운으로 긴 겨울을 넘기고 수확되는 농작물이다. 양파와 시금치도 겨울의 추위를 이겨내는 채소이다. 유색의 곡물과 채소들이 몸에 좋다는 대중매체를 통한 지식의 전달이 건강 상식처럼 되어버린 지금 브로콜리, 양배추, 유색 상치, 검은 콩, 검은 쌀, 유색 양파.... 이런 것들의 성질에 대하여 생각해 봐야 할 시점에 있다. 우리의 조상들이 노란 콩은 아예 메주콩으로 이름을 정하여 메주를 만들고 흰 쌀밥과 잡곡으로 밥을 지은 것이 어리석음으로 인하여 유색의 것들이 좋은데도 사용하지 않았다는 것인지 집고 넘어가야 하는 까닭이다. 이런 주장의 근거는 서양식 의학을 공부한 의사들에 의하여 보급된 것으로 동, 서양의 차이를 무시하기도 하고 차고 더운 동식물의 성질을 아예 모르며 동서양의 음식의 차이가 어디에서 비롯된 것인지 알지 못하고 학문적 주장만 내세우는 단편적인 모습으로 단순한 영양학적인 관점으로만 접근한 이유라 할 것이다.

인간의 몸은 외부의 요인에서만 균형의 조절이 일어나는 것이 아니라 마음에 따라 각 장기에서는 각각의 다른 활동이 일어난다는 것의 설명을 단순한 스트레스에 의한 변화로 일축하고 치료하고자 하는 서양의학의 한 한계에 속하는 학문의 근거가 될 수도 있다. 남성본위의 사회에서 모든 사람이 중심이 되는 사회로 이동되어 더욱 다양한 종류의 동식물들이 가장 영양소가 풍부하고 각자의 체질에 맞도록 요리되는 차별 없는 식단이 갖추어져야 하겠다.

오래전에 화학적으로 만든 비타민과 다른 모든 것들이 유해하다고 말해도 듣지 않더니 각종 메스컴에서 이제야 유해하다고 하니까 귀를 기울이고 듣는다. 지금의 여러 발표들도 제품의 제작과 관련된 유해성만 논할 뿐 우리의 몸이 음식물에 함유된 영양소를 걸러내어 사용하거나 저장하는 과정의 차이에서 발생하는 것의 설명은 배재되어 있다. 음식물은 그냥 맛좋은 음식물이다. 이 음식물이 몸의 여러 장기를 지나면서 영양소는 저장되고 나머지는 배설되는 것이다. 영양소를 먹으면 그냥 몸에 저장되어 사용되는 것으로 여기는 것인지 이해하기 힘들다. 그러면 우리의 몸은 어떻게 되며 또 음식물을 먹어야 할 이유도 없고 달리 농사를 지을 필요도 없어질 것이다. 이것이 말이 되는가.

2 뿌리를 이용한 음식물

식재료로 가장 많이 사용되는 뿌리채소로는 무와 당근을 들 수 있는데 이 둘이 색깔이 참 대조적이다. 당근의 붉은 색은 자신의 따뜻한 열기가 몸의 색깔로 들어난 것 같으며 무의 흰 속살은 스스로 차다고 외치는 것 같다. 감자는 불이나 물에 데었을 때 그 부위에 적당한 크기로 편을 설어 붙이면 화기를 빨아들여 자기 것을 만드는 까닭에 상처에는 화기가 없어지고 칼에 벤 상처처럼 일반상처의 치료약으로도 치료가 된다. 이것은 감자의 더운 성질이 상처의 열기를 빨아들여 자신의 열기로 만드는 감자의 성질에서 비롯된 것이다. 몸에 스며든 열기가 씻지 않은 감자에 있는 균마저도 죽여 버리는 힘이 있으니 급할 때는 씻는 시간을 소비하는 것이 더 상처를 악화시킨다.

이런 실증들이 과학적 수치에 의한 증명을 필요로 할 수는 없는 것이며 치료되는 것이 약의 효능이지 치료가 된다고 하더라도 부작용이 뻔히 보이며 효험이 별로 없는 것이 실험수치로 좋은 약으로 둔갑되는 것은 경계해야 할 일일 따름이다.

3 열매를 이용한 음식물

동백나무의 열매는 봄에 열리고 감은 겨울의 문턱에서 수확을 한다. 겨울에 꽃을 피우는 나무와 한여름의 폭염 속에서 꽃을 피우는 나무의 체질이 다르다는 것을 굳이 예를 들어 설명할 필요를 느끼지 못하는 것은 각각의 열매를 품었던 꽃의 성질이 다르며 맛과 효능이 다르기 때문이다.

동백꽃의 특징은 끝까지 외부의 찬 기운을 막아 주기 위하여 기운이 온전히 쇠할 때까지 열매를 품고 있다가 도저히 견딜 수 없을 때 꽃의 모습을 전혀 남기지 않고 툭 떨어질 수밖에 없는 힘의 고갈상태를 보여주고 해바라기는 빛과 열기를 쫓아 해를 따라 움직이며 꽃을 피우고 수많은 열매가 모두 익을 때까지 목이 아프도록 달고 있는 모습을 각각의 체질에 따른 것으로 밖에 달리 설명을 할 수가 있겠는가?

여름과 가을 사이에 생산되는 열매들은 많은 물기를 품은 과즙이 풍부한 것들로 크기에 있어서도 늦가을의 과일보다는 큰 것이 많음을 보게 된다. 그러나 이들도 나무가 잘 자라는 위치가 있고 열매 또한 밤과 낮의 온도 차이가 많은 곳과 적은 곳의 좋아하는 성질이 각자 다 다른 것은 저들의 가지고 있는 체질적인 문제 속에서 발생하는 것이다.

사과, 배, 포도, 복숭아 등의 과일의 성질이 다 다른 것은 이 때문이다. 늦가을의 열매들은 주로 견과류가 많은데 대표적인 것으로 밤, 호두, 땅콩으로 이들은 딱딱한 껍질 속에 싸여 있고 또 그 속에서 편으로 재차 싸여져 있는 모습은 보기만 해도 갑갑한 느낌을 받고 그 속에서 견디고자 할 때는 찬 기운의 엄습에 대비한 열기의 보존의 절박함을 보는 것 같다.

호두는 외피에 싸여있는 시간을 늘리기 위하여 홈을 파서 외피가 싶게 벗겨지지 못하도록 하면서 속에 끼인 체 있게 하여 다른 곳에 닿는 면적을 최소화하고 찬 기운을 피하고자 하는 모습에서 따뜻함을 보존하고자 하는 노력을 볼 수 있다. 반면에 땅콩은 그 열매를 땅속으로 이동시켜 땅위의 더운 기운을 피하는 도피처로 삼고 있으며 외부에 들어나지 않으므로 열매를 보호받을 수 있는 최상의 안식처로 택한 흙속은 스스로의 체질을 보호하고 종자의 번식을 이룰 수 있는 여건의 최적화에서 비롯된 것으로 밤처럼 편에 싸여 있지만 그 용도는 반대로 더운 기운이 침범하는 것을 막는 방패막이로 사용하고 흙으로 열기를 차단하기에 좋은 모래흙을 선택한 것은 흙과는 달리 모래는 스스로 데워지면서 주위의 온도는 떨어지게 하는 성질을 이용한 자신의 보호에 기인한 것으로 우리는 그 체질을 미루어 짐작할 수 있다.

이처럼 식물의 생활방식도 체질에 따라 보호하는 법을 쫓아서 살아가는데 열심을 다하는데 하물며 사람이 각자의 체질을 알고 이를 잘 지켜 행하는 것은 너무나 당연한 일이며 이로서 건강한 삶을 위하여 꾸며지는 식탁이 체질에 따라 구분된 유익한 식탁인지 유익하지 않은 식탁인지를 분별할 수 있는 능력이 생길 것이다.

4 단맛이 가지는 성질

짠맛과 함께 단맛은 음식물의 맛을 좌지우지 하는 중요한 음식재료인데 작금의 시점에는 소화를 돕고 피로를 회복시키는 속도가 어떤 음식물보다 빠른 유익한 식품이 경계의 대상으로 변한 것은 지나치게 맛에만 집중하고 다량소비를 부채질하며 유통에 유리한 상태로 가공하는 것을 중요시 할 뿐 인체에 끼치는 영향에 대해서는 제대로 알지 못하는 데에서 비롯된 것일 것이다. 소금을 과(過)하게 먹고 난 후에는 물이 먹고 싶은 것은 몸속의 염분의 농도조절의 일환(一環)이고 설탕을 과(過)하게 먹고 난 후에는 미끼하고 목구멍 속이 타는 것 같은 느낌은 몸에 필요한 이상의 여분의 열기가 저장 될 곳을 찾지 못한 까닭이다.

오늘날의 당뇨병이라는 표현은 어린아이들에게나 할 수 있는 것이지 결코 병의 원인을 규명하고 치료하며 예방하여야 할 사람이 사용하는 용어로서는 합당하지 않는 표현이다. 전통의술에서 소변에 지나치게 많이 당이 빠져 나오는 병 즉 오늘날의 당뇨병을 각 사람의 체질에 따라 병명을 달리하고 병이 진행되는 모습들에 대하여 상세히 밝혀 둔 것은 주지(周知)의 사실이다. 부자들이 잘 걸리는 병이라 하여 부자병이라는 다른 병명도 가지고 있는 것으로 병의 원인을 짐작이 가능한 병으로 지나치게 기름진 음식을 탐하고 필요 이상의 당분을 먹고도 운동을 게을리 한 결과이다.

창고에 더 이상 저장할 곳이 없을 때 저장작업에 사용되었던 장비들이 작업을 멈추고 쉬다가 보면 장비에 녹이 쓸고 마침내는 사용불가(使用不可)가 되는 것처럼 저장기능을 담당했던 췌장은 더 이상의 인슐린을 분비하지 않거나 소량의 인슐린만을 분비하게 되어 창고에 저장해야 할 포도당마저도 채워 두지 못하는 부족현상을 일으키게 된다. 즉 피 속에 함유되는 당분이 많아지기 때문에 근육이나 간장내의 글리코겐을 저장시켜 주는 역할을 하는 췌장 내에 홀몬 분비물(인슐린)이 부족하여 지는 병으로 소변량이 많아지고 혈액 속에 당질이 많아지면서 췌장의 홀몬 분비가 파괴되는 등 당질이 혈액 내에 쌓이는 증세로서 입안이 말라 수분 또는 당분을 찾게 된다.

열량이 높은 음식물이 병의 주요인이며 간장병, 동맥경화, 매

독이 원인이 되는 수도 있다. 여기에서의 열량의 기준은 체질에 따라 현격한 차이를 보인다. 짠맛은 흩어버리는 성질이 있어서 스스로 몸 밖으로 배출시키는 힘이 있으나 단맛은 배출보다는 저장시켜야 할 대상으로 몸은 감지하므로 적정한 량의 섭취를 자신이 스스로 지키지 않으면 결국 저장기능의 파괴를 스스로 한 꼴이 되는 것이다. 아무리 좋은 것도 좋다고만 할 수 없는 이유가 여기 있으며 아무리 나쁜 것도 나쁜 것이 아님은 나로부터 비롯된 것이기 때문이다. 잘 살펴 오는 세월에 충실하는 것이 지난세월을 두고 한탄했던 어리석음을 씻을 수 있는 유일한 길임을 깨달았을 때 건강이 나와 함께 하지 않을 수 없을 것이다.

③ 체질에 따른 식품의 구분

체질에 따른 식품을 구별함에 있어서 충분한 이해가 따르지 않은 일방적인 선포식 구분의 강요는 체질에 대한 부정적 관념(觀念)을 심화시키고 혼란만 초래하게 된다는 것을 최근의 사례들에서 찾을 수 있다. 처음에는 사상체질을 논하던 사람들이 자신의 현재위치를 이용하여 다른 이론을 들고 나와 자신의 학문의 우월성과 명예에 걸 맞는 새로운 체질구분을 사용하게 하면서 세세히 알지 못하는 사람들을 현혹하여 옳은 것으로 인식시킨다. 자신의 현재의 위치를 이용하는 파렴치한 행위가 열심히 연구하고 옳게 보급되었던 이론들마저도 결국에는 비판의 대상이 될 뿐만 아니라 수치(羞恥)가 되고 나아가서는 함께 연구하고 발전시키고자하는 길을 막음을 본다. 어떤 사람의 주장에 따라 구분된다고 내세움으로 하여 체질이 변화할 수 없으며 오로지 창조주의 의도된 데로 만들어진 체질의 비밀을 밝혀 만인에게 유익이 되기를 바랄 뿐이다.

　각자의 체질을 만인이 알게 되어 건강한 삶과 평화를 누리는 길을 원한다. 모든 사람의 몸은 동일하다. 모두 똑같은 내장을 가지고 있고 몸통에는 손과 발 머리가 있다. 다만 같은 하늘에 해가 뜨는 곳이 있고 지는 곳이 있듯이 장부에는 허하고 실함이 있어서 땅의 토질이 모래의 분리되는 성질과 찰흙의 엉키는 성질이 다르지만 이 또한 분명한 흙이며 이 모래땅에 엉키는 성질의 흙을 더하면 질 좋은 흙으로 변모하여 대부분의 식물이 잘 자라는 농토로 유용하게 사용할 수 있는 땅이 된다. 이렇게 서로 화합하면 과하지도 않고 부족하지도 않은 화평이 생겨난다. 이와 같은 결과를 얻기 위해서는 잘라내고 막고 부수는 것이 아니며 부족한 것은 더하고 과한 것은 변화시키는 조절의 단계가 필요할 뿐이다. 다른 사람이 먹는 음식을 같은 사람인 내가 먹지 못할 이유가 없으며 반드시 유익하지 않을 까닭도 없다. 그래서 먹고 싶을 때에는 먹으라는 말이 정답이 되는 것이다.

　그러나 먹고 싶다고 무조건 먹을 수는 없다. 마약(아편같은 것)를 먹으면 기분과 몸을 좋게 하는 것이 이보다 더 좋은 것이 없다.

아무리 아파도 이것을 몸에 투여하면 곧 바로 좋아 진다. 그런데 왜 사용을 못하게 하는지 알 필요가 있다. 몸에 치명적인 병증이 발생했을 때는 약성이 아주 강한 즉 중독성이 있는 것조차도 중독되는 속도가 느리게 나타나는데 병을 이기고자 하는 몸의 강한 의지력에 의한 것이다. 그러나 건강한 사람은 싶게 중독이 된다. 좋은 것이 모두 다 좋을 수 없고 나쁘다는 것이 모두 나쁜 것이 아님이 여기에 있다. 사람의 마음속에는 아주 좋은 것을 좋아하는 마음과 아주 나쁜 것을 좋게 포장하여 좋은 것으로 착각하게 만드는 힘이 있다. 이 둘을 밝혀 알 길은 오로지 자신에게만 있음을 명심해야 한다.

사람이 삶을 영위하기 위해서는 반드시 공기와 음식물을 섭취해야만 한다. 그 중에서 공기는 같은 환경에 속한 사람은 동일한 공기를 흡입할 수밖에 도리가 없지만 음식물은 본인의 뜻에 따라 선택할 수 있는 축복을 누릴 수 있다. 이 축복을 호사(好事)다마(多魔)로 바꿀 것인지 다다(多多)익선(益善)으로 누리며 살 것인지가 자신의 선택에 달려 있다. 체질에 관한 음식이야기를 하면 이것저것 가리지 않고 잘 먹는 것이 건강에 가장 좋다고 말하면서 영양학적인 식품의 구별에 관심을 보일뿐 체질에 따른 음식이야기에는 아주 부정적인 반응을 나타내게 되는 것은 오늘날의 팽배한 서양의학의 점유력과 서양의 앞선 과학의 동경(憧憬)에서도 영향을 받았겠으나 체질에 관한 여러 지식들이 중구(衆口)난방(亂邦)으로 각자의 주장을 펼치기에 급급한 결과의 산물이기도

하다. 심지어는 팔상체질을 주장하는 것에 반하여 팔 체질을 펼치는 것이 이해가 되는 일인지 도무지 모르겠다.

체질을 구분하는 까닭은 아프지 말고 건강하게 잘 살도록 하기 위한 것에 불과 하다. 그래서 그렇게 복잡하지도 않으며 구분이 까다롭지도 않다. 소나무와 버드나무의 체질이 나무이기 때문에 같다고 말할 수 있는 사람이 있는가? 이 둘의 차이는 물의 흡수량에 있다. 물의 저장량에 따라 나무의 내부의 구성이 다르다는 것은 모두 알고 있는 보편적 상식이다. 둘은 자라는 곳이 물로 인하여 정하여 진다.

채소로서 아주 흔한 부추와 상추도 사용되는 거름이 각각 다른데 상추에는 닭똥 같은 퇴비를 주고 부추에는 타고 남은 재를 뿌리의 근처에 놓아 준다. 상추의 거름으로 부추에 사용하는 재를 거름으로 주면 녹아 없어진다. 채소에도 체질이 있고 이 또한 구분이 얼마나 간단하며 명확히 들어 나는가? 간단하다는 것은 구분을 하여야 할 숫자가 많지 않다는 것과 다를 바 없다. 복잡하게 꼬아서 싶게 알지 못하도록 한 것은 자신도 잘 모르기 때문이며 어렴풋이 아는 것을 풀어 기록할 능력의 부재에서 생긴 것이다. 체질을 누구나 관심 있게 살펴보면 싶게 구분할 수 있어야 하는 이유는 이를 바탕으로 모든 함께하는 사람들이 삶의 동력자로서 각자의 직분에 따라 모두를 위한 삶을 충실하면서도 조화롭게 도우며 꾸려나가는 길이기 때문이다.

음과 양의 구분은 상대적인 것에서 출발한다. 크게는 밤과 낮의 구분이며 세세(細細)하게는 어떤 물체에 비친 빛과 그림자와의 비교에 의한 밝기의 차이로 음과 양을 구분하는데 사람도 음인과 양인으로 구분한다. 이와 같은 상대적인 구분법에 따라 체질을 나누고 다시 대, 소로 쪼개고 좀 더 세밀한 구분으로 정확성을 기하여 사상체질(四象體質)로 나누어 공동체 속에서의 역할과 건강한 삶을 영위하는데 유익을 끼치고자 하는 것이다. 어디에서든지 자신을 중심점으로 동서남북 곧 사방이 정해지는 것은 상대적인 구분으로 가능하지 않은가? 북쪽보다 동쪽이 가까우면 동으로 보기 때문에 사방이 정해지는데 동과 북의 사이를 북동쪽이라 한다면 북북동 혹은 동동북은 되지 않겠는가? 이와 같이 하여 나중에는 갈 길을 잃어버릴 것은 불 보듯 뻔해진다.

식품으로 사용되는 식물들을 사계절의 구분에 의하여 나누는 것과 같이 체질도 상대적인 음양의 구분에 의하여 적용해야만 하는 까닭이 따로 있을 수 없다. 이른 봄, 늦은 봄과 여름 같은 봄, 가을 같은 겨울이 있을 수 있으나 여름과 봄이 혼합되어 하나의 계절이 될 수는 없다. 재차 말하지만 음, 양이 상대적이듯이 상대적인 관점에서의 체질의 이해 없이는 체질에 관한 어떤 것도 이해할 수 없을 것이다. 체질을 이야기하다 보면 사람이 다른 것처럼 인식하고자 하는 경향이 있는데 이것은 잘못 이해하는 것이다. 사람은 똑같다. 다만 장부의 허실이 있을 뿐이다. 그래서 사람이 먹는 것은 누구든지 먹을 수 있다. 다만 그 음식의 성질에 따라 구분할 필요가 있고 몸의 충실 여부에 따라서도 음식이 인체에 끼치는 영향을 주의 깊게 살피며 접근할 필요가 있다. 이 모든 것에서 자신의 체질을 알고 있어야 하는 것은 참으로 중요한 일이다.

1) 태양인의 음식물

체질을 말할 때의 태양인의 뜻은 구분의 한 호칭으로 사람을 음인과 양인으로 구분했을 때 양인이며 양인을 다시 대소로 구분하여 양의 기운이 몸의 상층에 머물면 태양인이라 하고 이보다 아래 머물면 소양인이라고 한다. 대상을 구분하는 한가지의 방법으로 말하는 표현의 호칭일 뿐이다.

앞에서도 밝힌 바 있는 데로 태양인은 폐가 실하고 간이 허한 사람이다. 허한 것은 보(補)하고 실한 것은 사(瀉)하여 몸의 균형을 맞춤으로서 몸의 화평(和平)을 유지할 수 있다. 이를 위한 노력의 일환(一環)으로 음식물을 선별하여 먹음으로서 보하고 때로는 절제하면서 사하는 지혜가 담긴 그릇의 모습으로 유익한 식품과 조심해야할 식품으로 구분하여 담아낸다. 간은 몸 안에 들어오는 모든 유해한 것들을 소설(疏泄)시키는 역할을 담당한 장기이며 폐는 기(氣)을 주사(主事)하는 장기이다. 기가 센 음식의 대부분은 독성이 다소 많아서 굳이 많이 먹지 않아도 기의 저장이 풍성한 몸이 태양인임으로 간이 허하게 만들어져있다. 이 같은 체질에 적합하고 부적합한 식품을 선별하여 나열하고자 한다.

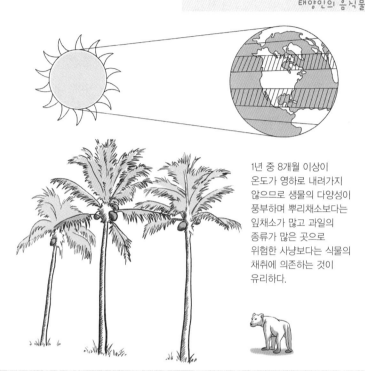

1년 중 8개월 이상이 온도가 영하로 내려가지 않으므로 생물의 다양성이 풍부하며 뿌리채소보다는 잎채소가 많고 과일의 종류가 많은 곳으로 위험한 사냥보다는 식물의 채취에 의존하는 것이 유리하다.

태양인(太陽人)

무익한 음식	유익한 음식
• 찰진음식: 찹쌀, 차조, 수수, 흰 밀가루 • 푸른잎채소 이외의 것과 뿌리 음식: 노란 콩, 율무, 땅콩, 빨간팥, 흰설탕, 참깨, 참기름, 무, 당근, 도라지, 더덕, 마, 열무, 미나리, 샐러리, 유색상추 • 기름진 음식: 모든 육류, 우유, 요구르트, 배지밀, 계란 • 지나치게 차거나 더운 음식과 딱딱한 것: 사과, 밤, 대추, 호두, 은행, 참외, 수박, 꿀, 로얄제리, 화분, 인삼, 녹용, 영지, 홍차, 커피 • 모든 가공식품: 비타민제(모든약－가공), 마시는 드링크제, 술, 가공한 소금	쌀, 통밀가루, 보리, 검은 팥, 검은콩, 색이 있는콩, 호밀, 검은깨, 들깨, 메밀, 메조, 포도당, 황설탕, 천일염, 초코렛, 배추, 양배추, 케일, 푸른상추, 푸른야채, 취나물, 가지, 오이, 토마토, 김, 미역, 다시마, 기타 해조류, 바다에서 나는 어패류, 새우, 조개, 게, 굴, 오징어, 청어, 고등어, 칼치 끝에 치자(字)가 들어간 생선, 배, 감, 자두, 곶감, 비타민C, 포도, 귤, 귤과 유사한 것, 오렌지, 모과, 잣, 살구, 딸기, 바나나, 오가피, 파인애플, 구연산, 녹차, 소주, 소량의 소고기

독이란 몸 안에서 지나치게 열을 발생시키거나 차게 만드는 물질이다. 이로 인하여 다른 장기에 공급될 힘을 빼앗아감으로 말미암아 불균형을 초래시키거나 지나지게 더운 것과 찬 것이 몸의 균형을 잃게 만드는 것이다. 체질에 따라 이에 대한 적응능력이 장기의 허하고 실함에 따라 다르게 나타난다. 태양인의 간이 좋아하지 않는 음식들은 다음과 같다.

찰진 식품으로 찹쌀, 옥수수, 차조, 수수, 같은 곡물과 뿌리 식품으로 무, 도라지, 더덕, 열무 따위의 뿌리 식품과 지나치게 찬 식품으로 미나리, 샐러리, 유색상추, 멜론, 바나나, 사과, 이외에 한 겨울에 밭에서 지내다가 늦겨울이나 초봄에 수확하는 채소 등과 지나치게 더운 식품으로 꿀, 참기름, 빨간 팥, 홍차 등이며 껍질이 딱딱한 것으로 밤, 호두, 은행, 따위가 있고 기름진 음식으로 우유, 계란, 각종 육류 등이 있으며 모든 가공된 식품에는 방부제나 표백제 등을 사용함으로서 간에 영향을 끼치는 것들에 대해서 각별한 주의가 필요하다 이의 대표적인 식품으로 흰 밀가루를 들 수 있는데 밀가루는 좋은 것이지만 보기에 좋게 하고 촉감을 부드럽게 하며 유통기간을 늘리기 위하여 사용된 약품들로 말미암아 피해를 끼치는 식품으로 바뀐 것은 안타까운 일이 아닐 수 없다.

태양인에게 유익한 식품들을 고를 때 독성과의 깊은 연관성에 주목해 보면서 선택한다면 어려움이 없을 것이다. 태양인 중에는 유정(정액이 까닭 없이 아무 때나 흐르는 증상)으로 고민하는 사람이 있는 것은 근육을 주관하는 간과 물을 주관하는 신장의 기운이 허하여 발생한 것이다.

2) 소양인의 음식물

　소양인에게 가장 염려되는 것은 다름 아닌 허리병이다. 소양인이 허리가 실한 사람은 없다고 보아야 할 것이다. 어깨가 넓지만 두툼하지 않아서 날렵해 보이고 허리가 가늘면서도 갈비뼈가 튀어나온 부분이 없이 가지런하여 몸매가 날씬한 것은 좋으나 허리 주위가 굳은 것처럼 뻑뻑한 느낌을 받으면서 굽히고 펴기가 어렵고 심한 통증으로 숨이 멈출 것처럼 순간적으로 아픈 경우가 자주 발생하는데 이런 증상의 예방책으로 미리 허리를 움직여 운동을 해 준 다음에야 다른 일을 한다는 나름대로의 처방법을 가지고 있음을 본다. 그러나 오늘날은 병원과의 관계가 가까이에 있다 보니 정확한 진찰 이전에 치료를 먼저 생각하여 수술대에 올라가는 소양인을 보게 된다. 자신의 몸에 관해서는 좀 더 신중하고 면밀하게 돌아보지 못하는 안타까운 일들에서 벗어나도록하는 길을 갈망한다.

　자신이 당하고 보면 정말 병원으로 달려가 진찰을 받고 의사의 처방에 따라 신속히 치료하여 고통에서 해방되고 싶은 간절함은 당해보지 않고는 말할 수 없는 일이구나. 라고 스스로 확정지어 본적이 몇 차례나 되지만 소양인의 몸이 확실하다면 신장기능이 허하다는 것을 염두에 두고 그 원인을 생각해야 한다. 처음에는 허리만 아프다가 점점 경과하면서 발가락까지 저리면서 아파오는 병으로 이 모든 증상이 신장의 허기(虛氣)로 발병하는 경우가 태반(太半)을 차지한다. 비장의 기운이 실하여 좀처럼 음식물에 체한다거나 음식물로 배가 아픈 경우는 잘 없을 뿐만 아니라 금방 원인을 알 수 있지만 신장에서의 배출기능에 지장을 초래하여 생긴 것을 알기는 싶지 않다. 이러한 원인을 제공한 것이 식품이며 이 식품이 지니고 있는 성질을 잘 알지 못하면 짐작조차도 할 수 없는 어려운 일이라는데 심각성이 있다. 만약에 아무리 먹어도 문제가 생기지 않는 몸이 있다면 그것만큼 심각한 문제도 없을 것이다. 적절히 먹어야 체중의 관리가 이루어지고 이로서 건강이 확보 되는 것이다.

비장이 실하면 강한 소화력으로 무엇이든 먹고자 하기 때문에 우리의 몸의 배출구 역할을 하는 신장의 기능을 약하게 하여 지나치게 먹거나 몸에 맞지 않는 음식을 먹으면 신장에서 제일 먼저 알도록 함으로서 들여보내는 곳을 적절히 통제하는 수단으로 삼고 있다. 문제는 어떤 연유로 허리가 아픈지 모른다는 것이다. 그러나 소양인으로서 지금까지의 경험으로 미루어 볼 때 음식물의 섭취가 제일 큰 비중을 차지하고 있었으며 그 까닭은 허리가 약하여 다른 사람들처럼 허리를 무리하게 사용할 수 없어서 늘 조심해 왔기 때문이다. 갈비뼈 사이에 신장이 붙어있다. 허리병으로 추간판 탈출증과 같은 병에 노출되기 위해서는 과격한 허

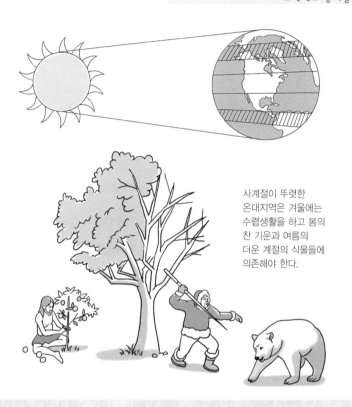

사계절이 뚜렷한 온대지역은 겨울에는 수렵생활을 하고 봄의 찬 기운과 여름의 더운 계절의 식물들에 의존해야 한다.

무익한 음식	유익한 음식
찹쌀, 차조, 수수, 흰밀가루, 빨간팥, 흰콩, 율무, 참기름, 흰설탕, 흰소금, 감자, 고구마, 파, 양파, 당근, 도라지, 더덕, 마, 생강, 카레, 후추, 겨자, 미역, 김, 다시마, 닭고기, 개고기, 노루고기, 양고기, 조기, 사과, 귤, 오랜지, 레몬, 밤, 대추, 호두, 인삼, 녹용, 꿀, 화분, 비타민B, 술, 현미, 옥수수	쌀, 녹두, 보리, 검은팥, 통밀가루, 유색상추 색이 있는 콩, 메밀. 검은깨, 들깨, 땅콩, 황설탕, 천일염, 배추, 푸른상추, 푸른야채, 유색채소, 시금치, 열무, 미나리, 셀러리, 신선초, 취나물, 오이, 마늘, 무, 연근, 토란, 우엉, 가지, 호박, 돼지고기, 소고기, 어패류, 배, 감, 포도, 참외, 수박, 딸기, 멜론, 바나나, 파인애플, 영지, 결명자, 구기자, 비타민E, 구연산, 소주

리의 사용이 있어야 하지만 소양인에게는 평소에 조심하는 습관에 의하여 일어나기 싫지 않는 일이다. 소양인으로서 찰밥이나 고구마를 먹으면 생목이 켜고 얼마 못 먹는데 지나치게 먹어 보라 아침에 일어나면 허리가 뻣뻣하고 아프다.

소양인만큼 음식에 예민한 몸도 없음을 몇 번이고 느낀다. 소양인에게 유익한 식품은 요즘 좋다고 많이 먹으라는 유색의 채소들이 정말 좋다. 서양에서 들어와 이름도 양상추, 양배추, 브로콜리로 불리고 또 유색 고구마, 유색 양파 같은 것들은 음인들의 인삼과 견육(犬肉)에 버금가는 유익한 식품으로 아주 찬 성질의 식품이다. 대부분 한겨울을 이겨내고 나온 식물이다.

이와 같이 소양인의 식품의 성질은 둘로 확실히 나누어 진다.

찬 성질의 식품과 더운 성질의 식품으로 유익(有益)한가 무익(無益)한가를 짐작하는데 어려움이 별로 없다. 더운 식품으로 감자, 찹쌀, 외에 다수가 있고 찬 식품으로 무, 들깨, 돼지고기 외에 다수가 있다. 태양인이 더운 계절의 식물에 의존하는 채식성인 소와 같은 육고기가 다소 맞는 반면에 소양인은 사계절 먹을 것을 확보하고 있는 잡식성의 육고기이다.

3) 소음인의 음식물

소음인의 모습은 오늘날 충분한 영양의 섭취로 키가 커지면서 한들거릴 것처럼 가냘픈 몸매의 남자들을 많이 보게 된다. 대부

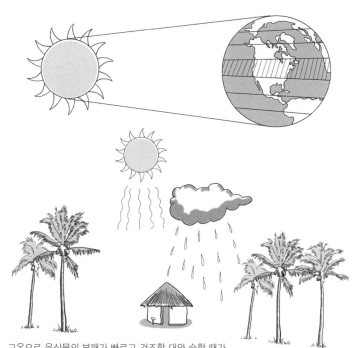

고온으로 음식물의 부패가 빠르고 건조할 대와 습할 때가
반복되는 열대 지역에서의 삶을 유지하기 위하여 몸의
내부는 차기 때문에 따뜻한 음식물을 섭취해야 한다.

소음인(少陰人)

무익한 음식	유익한 음식
보리, 팥, 흰밀가루, 메밀, 수수, 검은콩, 녹두, 땅콩, 검은깨, 들깨, 흰설탕, 흰소금, 배추, 케일, 유색상추, 미나리, 도라지, 더덕, 당근, 오이, 참외, 수박, 멜론, 돼지고기, 조개, 새우, 게, 굴, 오징어 , 갈치, 고등어, 청어, 감, 포도, 밤, 잦, 배, 바나나, 영지, 결명자, 구기자. 비타민E, 얼음, 맥주, 신선초	쌀, 현미, 찹쌀, 차조, 통밀가루, 흰콩, 옥수수, (감자,고구마=유색 외의 것), 황설탕, 천일염, 푸른상추, 양배추, 시금치, 파, 양파, 생강, 고추, 마늘, 취나물, 후추, 카레, 참기름, 무, 연근, 우엉, 미역, 다시마. 파레, 가지, 호박, 닭고기, 개고기, 소고기, 양고기, 염소고기, 비늘있는 생선 사과, 귤, 오렌지, 토마토, 복숭아, 대추, 인삼, 녹용, 꿀, 구연산, 소주

분 동남아 지역의 체질이 많고 인도 쪽과 흑인들 중에서 엉덩이가 유별나게 크고 얼굴이 둥근 체형의 소음인은 적다. 이들의 피부는 매끄럽고 부드럽다. 젊은 시절에는 음식물에 대하여 거의 무관심하게 지내다가 나이가 들어가면서 소화에 이상을 자주 느끼게 되고 다른 사람보다 설사의 회수가 많아지며 심지어는 습관적으로 설사를 하는 경우도 발생하게 되는 체질로서 한창시절에는 몸속의 정열이 각 장기에 충분히 공급되었지만 나이가 들면서 허한 장기는 서서히 기운이 감(減)하여 지기 시작하여 제대로 관리를 못하고 보면 나중에는 병증으로 변하게 된다.

오랜 세월동안 많은 음식들이 음인에게 잘 맞도록 가공되고 양념의 배합이 이루어져 있는 전통의 음식들이므로 조금만 조심하면 큰 피해는 피할 수 있는 환경이 마련되어 있다. 그러나 범람하는 길거리 음식들이 자칫 하면 건강을 위협할 수 있는 지경에 까지 와 있음으로 함부로 음식을 대하지 말고 찬찬히 살펴 건강에 유익한 음식에 눈길을 돌리는 지혜가 늘 함께하기를 간절히 바란다. 소음인은 비장의 기운이 허하여 부(腑)에 속하는 위장이 소화가 더딘 식품(찬성질의 식품)에는 약점을 보이며 반면에 신장기능이 실하여 가냘픈 몸매이면서도 아이를 수월하게 잉태하고 많은 자녀를 거느린 경우를 싫게 볼 수 있다. 시집을 가니까 그 몸으로 아이나 제대로 낳겠느냐고 구박하던 시어머니를 나중에는 놀라게 했다는 말을 듣기도 한다.

소음인은 찬 성질의 식품요리는 멀리하고 따뜻한 성질의 것으로 요리하는 것이 건강비결의 한 방편이 될 것이다. 전통음식으로 우리의 상에 올라오는 대부분의 식품은 소음인의 음식이라 해도 과언이 아니다. 소음인의 음식의 특징은 찰진 음식과 비늘이 있는 생선과 짙은 향의 체소로 이루어져 있음을 알 수 있다. 소양인과 반대되는 것 같으나 전부는 아니다.

4) 태음인의 음식물

우리의 건국신화를 보면 곰이 굴속에서 마늘을 먹고 지낸 후 사람으로 변하여 천신(天神)과 결혼하여 아이를 낳고 나중에는 나라를 세워 오늘날의 대한민국으로 발전했다는 비유법을 사용하여 하늘의 자손이며 곰의 자손이 우리라는 것으로 우리의 체질을 곰에 빗대어 나타낸 조상들의 지혜가 구전으로 전해진 대표적인 사례이다. 은근하면서도 끈기가 있고 과감하면서도 신중한 모습을 보이는 태음인이야 말로 곰과 같은 체질에 속한다 할 수 있다. 겨울에는 추위를 피하여 조용히 쉬면서 넘기고 여름의 열기 속에서는 왕성하게 활동하면서 다양한 음식물들을 섭취하여 겨울의 찬 기운이 오기 전에 몸의 영양분을 흡족하게 저장하는 곰의 지혜를 배워서 결코 나쁠 것이 없는 태음인들이다. 태음인들은 여름에 땀을 많이 흘리는 체질적 특성이 있다. 흰 피부를 가지고 있으며 국수같이 물에 풀어서 먹는 음식을 좋아하여 상차림에는 반드시 국물이 있어야 좋은 식단으로 생각한다. 옛 말씀에 "간덩이가 커서 겁이 없구만" 하는 말을 듣는 사람도 태음인으로 한번 정한 일은 좀처럼 바꾸지 않는 사람들이며 음식물의 선택에 있어서도 자신의 뜻과 일치하지 않으면 바꾸려고 하지 않는 주관적인 사고가 뚜렷하다. 주책(*스스로 계산하고 결정하여 정한 방침)이 강하여 혼자서 생각하기를 좋아하며 주위로부터 무던하다는 말을 듣는 체질이다. 어깨가 앞으로 휜 형태를 하고 있으며 다리가 실하여 씨름과 같은 중심 무너뜨리기 같은 운동에 아주 강함으로 우리의 전통경기에 씨름이 한 자리를 차지하는 것은 당연한 이치이다. 손가락의 뼈마디가 튀어나오지 않고 전체가 곱게 뻗어져 있어서 보기 좋은 모습을 한 사람과 손가락이 굵고 손바닥이 두꺼우면서도 뼈가 튀어나오지 않은 살이 많은 모습인데 몸 전체의 모습을 대변하는 것처럼 느껴진다.

　태음인의 표정에서 강하여 불어질 것 같은 모습은 발견할 수 없다. 그러나 한번 하고자 한 일은 밀어붙이는 저돌성을 가지고 있는 것이 또한 태음인이다. 폐가 허하여 나이가 들면 나이에 비하여 다소 많게 보이는데 폐에서 기(氣)를 주관하는 연유이다. 나이가 들어서 말끝이 또렷하지 않은 사람도 이 체질에서 많이 나타난다. 폐가 허하므로 독을 제거하는 역할의 간이 실하도록 구성된 장기의 모습에서 우리를 창조하신 조물주의 능력에 감복할 수밖에 없다. 기는 육 고기에서 많이 얻을 수 있고 이 외에 약성이 강한 것들과 뿌리채소에 많이 있으나 유해한 성분들도 많이 있음으로 먹기에 조심이 필요한 식품들이지만 상대적으로 간

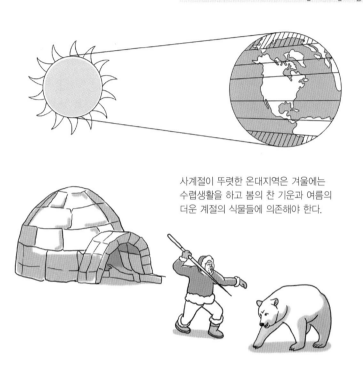

사계절이 뚜렷한 온대지역은 겨울에는 수렵생활을 하고 봄의 찬 기운과 여름의 더운 계절의 식물들에 의존해야 한다.

태음인(太陰人)

무익한 음식	유익한 음식
메밀, 보리쌀, 흰밀가루, 검은콩, 녹두, 검은팥, 검은깨, 들깨, 흰설탕, 초코렛, 흰소금, 배추, 케일, 유색체소(상추 외), 미나리. 신선초, 셀러리, 숙주나물, 조개류, 게, 새우, 갈치, 굴, 오징어, 낙지, 고등어, 청어, 꽁치, 참치, 감, 포도, 참외, 멜론, 영지, 결명자, 구기자.	찹쌀, 현미, 통밀가루, 쌀, 차조, 수수, 흰콩, 빨간팥, 땅콩, 유색콩, 율무, 감자, 고구마, 황설탕, 천일염, 무, 당근, 더덕, 도라지, 연근, 마, 우엉, 양배추, 푸른상추, 시금치, 취나물, 마늘, 파, 양파, 생강, 가지, 두부, 콩나물, 호박, 미역, 김, 다시마, 소고기, 개고기, 닭고기, 비늘있는 생선, 사과, 귤, 수박, 밤, 호두, 잣, 은행, 인삼, 녹용, 도라지, 구연산, 오미자. 소주

이 실한 것은 적게 피해를 받기 때문에 충분히 먹을 수 있다. 육식으로 보충되는 기운이 허한 폐로 기의 저장능력이 부족한 점을 보완하고도 남음이 있다. 잎채소와 같은 적은 량의 기를 포함한 음식물보다는 육 고기와 뿌리채소를 먹고 국이나 탕을 좋아하여 흡수된 수분과 함께 독성을 땀으로 신속하게 몸 밖으로 배출시킬 수 있는 구조의 몸이 태음인이다. 다른 체질과 달리 여름에 땀을 많이 흘리는 것을 병증이 아닌가 걱정하는 사람도 있는 줄 아는데 오히려 땀을 흘리지 않는 사람이 더 걱정인 것은 이와 같은 까닭 때문이다. 그러나 예쁜 몸매를 만든다면서 영양분은 흡수하지 않고 땀만 흘리는 행위의 태음인은 다른 체질의 사람보다 건강을 더 해칠 수 있음을 명심해야 한다. 태음인의 음식은 우리의 전통음식이라 해도 과언이 아니다. 전통음식과 전통 보약을 생각해 보라.

5) 일상적 활동과 음식물로 바라 본 체질

어떤 분야를 공부했다고 하여 그 분야를 모두 생업으로 삼지 않으며 몸이 허약하여 실질적인 운동선수가 되지 못한 이유로 운동을 않는다고 자신이 좋아하는 운동의 전문성까지도 없는 것은 아니다. 오히려 예리한 눈으로 관찰하는 능력은 더욱 뛰어 날 수도 있을 것이다.

몸에서 나오는 힘 곧 정(精)과 마음에서 나오는 통찰력 곧 신

(神)은 서로 다른 것이며 함께하면서도 타협하지 않는다. 그래서 우리는 자신을 자랑할 수 없으며 언제나 겸손함을 잃을 수 없다. 천하의 장사라 한들 힘이 필요한 곳을 제대로 알지 못하고 사용한다면 힘없는 사람보다 그 처지는 더 가련해 질 것이다. 아무리 뛰어난 재능이 있다고 하더라도 육체의 강건함이 없으면 무엇을 이룰 수 있겠는가? 만인이 불쌍하다고 하는 동정심 밖에 얻을 것이 없을 것이다. 이와 같은 연유로 항상 정은 신을 살피고 신은 정을 돌보아야 한다. 아무리 좋은 길도 무작정 따라갈 수는 없는 것은 지금 이 시간에 작정된 일이 다르기 때문이다.

영(靈)과 혼(魂)과 백(魄)이 육(肉)의 실천으로 들어나는 모양새가 아름다우면 정이 신을 살펴 행한 것이며 육이 병이 들어 다른 사람의 도움이 필요하고 자신의 힘보다는 타인의 힘에 의지하고 싶은 것은 신이 정을 돌보지 않음이다. 정과 신이 함께 어우러져 좋은 것으로 넉넉히 채우는데 어찌 내 몸을 내 마음대로 하지 못하겠는가? 그러면 정이 필요로 하는 것이 무엇이며 신이 반가와 하는 것은 무엇일까? 눈과 코와 입과 귀가 한 곳에 모였으나 각자의 일만 생각하는 것이 뱃사공이 물 보 듯하고 장사꾼이 자기 보따리 보듯 하나 옳고 그름과 좋고 나쁜 것의 구별의 책임은 자신이 져야한다. 확실한 분별력이 눈, 코, 귀, 입에 고루 유익하게 하는 일에 정과 신이 관계없는 듯이 보이지만 불가분의 관계를 유지함을 이용하여 조절하는 것이다.

정(精)은 언제나 맛있고 아름다우며 좋은 향과 좋은 소리를 좋아함으로 끝없이 받아 드리려 하고 신(神)은 판단(判斷)하려하고 견제(牽制)하려하고 분별(分別)하려하고 책정(策定)하려한다. 이 둘이 조화로움을 이룰 때 이세상의 모든 것이 자신의 앞으로 나아옴이 보이고 이들을 적재적소에 적당하게 사용하는 지혜가 생겨나게 되며 진정한 평안이 늘 머물게 될 것이다. 지금 좋은 음식이 나중에도 좋다고 할 수 없는 것은 없던 병증이 생겨났을 때는 잠시 잠간 안 좋은 것으로 쫓아내지 않고 견딜 방법이 있겠는가? 장사꾼의 집에 들어와 물건을 고르다 애만 먹이고 돌아가고 나면 소금을 뿌리며 액을 쫓아 낸다고 하는 모습을 보았을 것이다. 자신을 필요로 하여 찾아 왔던 대상이 한순간에 다시 머물지 않기를 바라는 마음인데 병증이 생겼을 때에야 오죽할까. 이와 같은 행위는 소금으로 잡귀신 즉 액을 몰아내는 것을 나타내는데 하필 소금을 그 소재로 사용하는 이유가 무엇일까? 이제 그 이유를 한번 살펴보자.

소금은 짠맛을 내는 광물질이 물에서 녹아 물의 비중이 높아져 민물보다 아래에 있는 바닷물이 되고 그 속에 함유되어 있는 소금은 바닷물이 증발한 후에야 들어난다. 이렇게 물중에서도 가장 아래에 있는 바닷물보다 더 아래 즉 만물의 가장 아래 있는 음(陰)중의 음(陰)으로 어두움을 대표하는 것이 되었다. 잡귀신 즉 어두움의 권세가 남아서 자신에게 바로 볼 수 없도록 하는 것을 방지하기 위한 행위의 표현이며 더 강한 음으로 음이 물러가도록 하는 것이다.

병의 치료도 이와 같은 예에 빗대어 설명할 수 있을 것이다. 병이 물러가고 난 후에는 반드시 상하거나 약해진 부위를 적절한 방법으로 회복시켜 주어야 다른 병증이 약한 부위를 다시 노리지 못하며 오히려 더 강건하여져서 병에 대한 면역력이 더욱 강화되는 전화위복(轉化爲福)으로 돌아온다. 이로서 병마에 시달리는 다른 사람에게도 본보기가 되어 선을 베푸는 결과를 얻을 것이다. 쉬우면서도 간단한 이치를 흘려버리고 지키지 않음으로서 이곳저곳이 번갈아 가면서 병마에 시달리며 고통당하는 일이 다시는 없기를 간절히 소망한다.

　언제나 자신의 체질을 기억하고 자신에게 주어진 모습 되로 행할 때 건강하지 않을 수 없을 것이다. 체질은 천하의 만물이 모두 다르며 그 마음은 모두 한가지이다. 그래서 나타나는 모습은 각양각색으로 보이지만 의도하는 바는 동일하다. 체질과 인간생활과의 관계를 이해한다면 훨씬 평안하고 여유로운 삶을 누릴 수 있다고 확신한다.

　체질에 따라 모든 식품이 별개인 것은 아니다. 공통적으로 모든 체질이 섭취해도 유익한 식품이 있다. 이들을 표에서 보면 가장 많이 먹는 쌀, 황설탕, 천일염, 소주, 통밀가루, 취나물과 같은 식품은 체질의 구분이 없으며 특히 삭혀서 먹는 음식은 누구에게나 유익한 음식으로 변한다. 소주(燒酒)는 술로서 적당량은 모두에게 좋지만 과(過)하면 화를 부른다는 것을 가르쳐 주는 음식물의 대표격이다. 태양인에게는 식물 중에서도 잎사귀가 넓고 쓴

맛의 체소나 가시가 줄기에 있는 식물이 주로 몸에 유익하며 소양인은 줄기나 뿌리에 별로 차이가 없으며 겨울의 찬 기운을 이겨내는 힘이 있는 것과 아주 더운 지방의 나무에서 생산되는 과일이 유익하며 소음인은 여름의 따끈따끈한 기후일 때 자란 식물과 열매들이 유익하며 태음인은 다소 더운 기운의 계절에 자란 뿌리체소와 밤처럼 딱딱한 껍질을 가진 열매가 유익하다.

이렇게 설명하는 것의 유·무익의 기준은 한편을 유익으로 하고 한편을 무익으로 나누었을 때 많이 유익한 것은 조금 무익한 것이며 조금 유익한 것은 많이 무익한 상대적인 구분에 의하여 정한 것으로 유익한 것이 전적으로 유익한 것이 아니며 무익한 것이 전적으로 무익한 것이 아님을 이해해야 한다. 다시 설명하면 각각의 유·무익을 100%로 보고 어떤 식품이 있다고 가정할 때 51% 유익이 있는 식품이면 49% 무익하면 유·무익의 차이가 미미하지만 90% 유익한 식품은 10% 무익하여 식품에 따라 아주 유익한 것도 있지만 그의 차이를 느끼지 못할 정도의 식품도 있으나 유·무익의 구분은 분명하다.

④ 병중의 구분

병중을 유발시킬 만한 외적(外的) 요인과 내적(內的) 요인이 발생하여 아픔이 찾아오는데 이때 그 증상에 따라 양병(陽病)으로서 태양병(太陽病), 소양병(少陽病), 양명병(陽明病)의 세가지 증상으로 나누고 음병(陰病)으로서 태음병(太陰病), 소음병(少陰病), 궐음병(厥吟病)으로 나눈 것은 그 증상에 따라 처방을 하여 병증을 완화 시키거나 병증으로부터 벗어나도록 치료를 행하기 위한 편리성과 판단의 근거로 삼기 위하여 병증의 모습으로 구분을 했다

각 병명에 따른 증상은 다음과 같다.

1 태양병(太陽病): 두통(頭痛)이 나고 온몸이 아프고 신열(身熱)이 있고 오한(惡寒)이 나고 맥이 뜨는 증상

2 소양병(少陽病): 입이 쓰고 목이 마르며 현기(眩氣)가 나고 귀가 않들리며 가슴이 답답하고 추운기운이 오락가락하며 두통이 나고 열이 나며 맥이 시원치 않음

3 양명병(陽明病): 오한이 없이 악열이 나고 땀이 저절로 나고 대변에 변비가 있는 증상

위의 세가지의 증상을 양병(陽病)이라 한다.

4 태음병(太陰病): 배가 가득하고 때때로 아프지만 입이 건조하지는 않고 명치가 답답하 지도 않으면서 저절로 설사를 하는 증상

5 소음병(少陰病): 맥이 가느다랗고 잠이 자꾸 오며 입안이 건조하고 가슴이 답답하면서 저절로 설사를 하는 증상

6 궐음병(厥陰病): 처음에는 배가 아프지 않고 설사를 하다가 상한(傷寒)이 된지 6~7일 만에 맥이 가늘고 느리면서 손과

발이 몹시 차고 혀가 굳어지고 불알이 오므라드는 증상

이상의 세가지 병증을 음병(陰病)이라 하며 양병은 설사를 하지 않지만 음병은 설사를 하므로 잘 관찰하면 구분이 어렵지 않을 것이다.

⑤ 건강식품 조리법과 병증의 퇴치

지금까지 체질의 구분과 음식물의 선택에 관하여 그 중요성을 알리고자 하였다. 이제부터는 민가(民家)에서 전해지고 있는 건강과 관련된 차와 음식 등에 관하여 기록하여 전하니 이를 잘 활용하여 인체의 각각의 부위에 따라 유익한 것들을 각자의 체질에 맞도록 선택하여 사용하시기 바라며 체질의 구분은 배운 것을 잘 활용하여야 할 것이며 이로서 자신에게 맞는 것으로 먹어 건강해지는데 유용하게 사용하시기 바란다. 본래의 차란 차나무의 잎을 여러 모양으로 다듬어서 그 물을 마시는 것을 말하는데 어찌 처음부터 차나무의 잎만 사용했겠는가. 시간이 경과하면서 그렇게 되었을 것이니 마실 수 있도록 재료를 사용한 음료이고 보면 차라 불러도 좋을 것이다. 차잎은 성질이 아주 찬 식품이다.

1) 강정(强精), 강장(强腸)

(1) 두충(杜冲)차

- 재료: 두충의 잎
- 제조법: 잎을 따서 프라이 펜으로 살짝 말려서 일반 차를 끓여 마실 때와 동일한 방법으로 사용한다.
- 효능: 정력감퇴, 정자부족(精子不足)

(2) 소철(蘇鐵)주

- 재료: 소철의 씨, 굴 껍질 혹은 산호 35도 이상의 술
- 제조법: 3주일 동안 소철의 씨를 흐르는 물에 우려낸 후 햇볕에서 바짝 말려 1kg의 소철씨와 굴 껍질 분말 200g과 함께 1.8L의 소주에 넣고 담근다. 약1개월 후부터 마실 수 있다.
- 효능: 전신피료, 위약(胃弱) 발기부전, 노이로제, 생리불순, 중풍의 예방, 노안(老眼) 난청, 진해(鎭咳)에 효과가 뛰어나다. 상시복용보다는 몸 상태가 좋지 않을 때 약으로 먹는다.

(3) 석곡(石斛)주

- 재료: 석곡, 35도 이상의 술 설탕 혹은 꿀
- 제조법: 석곡 200g에 술 1.8L을 기준으로 잘 씻어서 술에 담근다.
- 효능: 이것을 하루 두 번 반잔씩 마신다. 여성의 성적장애,

히스테리 초조 불안 식은땀에 효과가 있으나 한꺼번에 많이 마시면 약효가 강하여 부작용이 올 수 있다. 미각적으로 맛을 내려면 포도주나 과일주를 타서 마신다.

(4) 지황(地黃)주

- 재료: 지황뿌리, 35도 이상의 술, 설탕
- 제조법: 술에 지황뿌리 300g을 술 1.8L 기준으로 담가 두었다가 1개월 후부터 사용한다.
- 효능: 조혈, 강장, 성적불능, 전립선 비대, 당뇨의 악화방지

(5) 토사자(免絲子)주

- 재료: 실새삼의 씨, 35도 이상의 술, 설탕
- 제조법: 토사자 200g을 술 1.8L을 기준으로 담근다 이것만으로도 은은한 감미가 있지만 단것을 좋아하면 꿀이나 설탕을 첨가한다.
- 효능: 어린이 허약체질개선, 발기중추신경작용, 심신강장

(6) 선화(旋花)주

- 재료: 메꽃의 뿌리, 35도 이상의 술, 설탕
- 제조법: 술 1.8L당 재료 200g과 같은량의 꿀이나 설탕을 넣는다.
- 효능: 당뇨성, 임포텐츠(혈당치를 정상화 함)

(7) 보양출마환(補陽出馬丸)

- 재료: 삼백초 잎 말린것, 마늘, 참깨, 계란, 노란자위
- 제조법: 삼백초의 잎 분말과 참깨와 마늘 날것과 함께 볶아서 각각 같은양으로 절구에 넣고 찧고 계란 노란자위와 섞어서 걸쭉해 잘 때까지 반죽한다. 여기서 다시 냄비로 옮겨 약한 불에서 저어 눅진눅진해지면 불을 끈다. 20분 정도가 기준이며 약간 식은 후에 손에 메밀가루를 묻히고 콩알만하게 만들어서 프라이펜으로 콩 볶듯이 하여 완료한다. 식후에 하루 3번 복용한다.
- 효능: 이명증(耳鳴症), 난청, 시력감퇴, 정력감퇴

(8) 연꽃씨 죽

- 재료: 연꽃씨 쌀
- 제조법: 연꽃의 씨(蓮子肉)의 껍질을 벗기고 말린 알갱이 1홉을 3시간 정도 물에 담그고 같은량의 쌀로 묽은 죽을 쑨다 양질의 소금을 조금 넣는다.
- 효능: 여성 불감증, 남성 성적 능력저하, 불안감이 해소되고 안면(安眠)을 취할 수 있다. 변비가 올 수 있다.

(9) 참마죽

- 재료: 삼마(山藥), 쌀, 부추씨(韭子)

- 제조법: 참마와 쌀에 부추씨를 첨가하여 참마가 걸쭉해 질 때까지 3시간 정도 약한 불에 쑤 는 것이 비결이다.
- 효능: 노이로제, 야뇨증, 식은땀, 유정(遺精), 병적 몽정, 어깨 결림, 장수, 강정을 위한 약이(藥 餌)이다.

(10) 삼지구엽초(淫羊藿)주

- 재료: 삼지구엽초의 꽃, 잎, 줄기, 35도 이상의 술
- 제조법: 삼지구엽초와 같은량의 술에 설탕을 첨가하여 1개 월가량 냉암소(冷暗所)에 둔다.
- 효능: 건위작용, 치매방지, 강정, 증정자(增精子), 강정작용

(11) 밤죽

- 재료: 밤(栗), 쌀, 돼지콩팥, 미역, 목이버섯
- 제조법: 밤 돼지콩팥을 넣고 밤이 흐물흐물하게 삶아 졌 을 무렵에 소금으로 간을 맞춘다. 한번에 밤 200g 돼지신장 100g을 기준으로 만든다. 미역과 목이버섯은 맛을 그르치지 않는 범위 내에서 가급적이면 많이 넣는다.
- 효능: 정혈, 조혈, 신경안정작용, 신허(腎虛), 생리불순, 불임 증, 갱년기 장애

2) 생리불순 불임증 갱년기 장애

(1) 산수유의 열매

- 재료: 산수유, 흑설탕, 35도 이상의 술
- 제조법 *1*: 산수유 10g을 같은량의 흑설탕과 버무려 잼을 만든다.
- 제조법 *2*: 술 1.8L당 산수유 200g 및 설탕을 같은량으로 만들어 1개월이상 지나면 마신다.
- 효능: 자양강장 그밖의 회춘작용

(2) 우슬(牛膝)국수

- 재료: 마른 우슬뿌리, 닭고기, 인삼, 마늘, 피망, 굵은 파, 콩나물, 간장, 참기름, 국수(관수 썩은 것)

  큰 솥에 물을 가득 붓고 헝겊에 싼 우슬과 토막낸 닭고기 300g을 넣어 끓인다.

  물이 두 사발 정도로 달여졌을 때 국수를 넣고 건져내기 직전에 인삼피망 굵은파 콩나 물을 넣고 간장과 소흥주로 간을 맞춰 끓인다. 이때 참기름을 잊지 말아야 한다. 재료는 기호에 따라 가감한다. 헝겊은 면을 넣기 직전에 건져낸다.
- 효능: 즉효성이며 임신중의 여성은 먹지않는 것이 좋다

  남성: 전립선 비대, 신경성 조루

  여성: 통경(通經) 불감증, 갱년기 장애

  ★ 관수: 국수를 만들 때 가루에 섞는 천연소다수

(3) 부추씨(韭子)

- 재료: 부추, 생강, 술 혹은 소금
- 제조법 *1* : 부추즙과 생강즙을 섞어서 한컵 마신다.
- 효능: 감기, 퇴치, 복통, 야뇨
- 제조법 *2* : 부추씨와 소금이나 술과 함께 먹는다.
- 효능: 미약(媚藥)
- 제조법 *3* : 30알을 씹어서 물로 삼킨다. 노인은 달여서 물로 마신다.
- 효능: 요통 유정 빈뇨(頻尿) 냉증치료

(4) 축사인(縮砂仁)

- 재료: 축사인 물
- 제조법: 축사인 10g을 물 1000g에 넣고 달여 200g(1컵)의 물이 되게하여 마신다.
- 효능: 입덧예방, 설사, 신경성 위염, 헛구역질, 소화불량

(5) 조기의 부레와 김 달인 물

- 재료: 닭고기, 조기부레(魚鰾), 김, 간장, 소금
- 제조법: 닭을 삶아서 닭국물의 윗물을 떠서 다른 냄비로 옮기고 말린 조기부레와 김을 넣어 모두 원형이 없어질때까지 달여서 마신다. 간은 소금과 간장으로 한다.
- 효능: 빈혈, 산후회복, 만성변비

3) 건위(健胃)

(1) 산사자(山査子)와 두충(杜冲)혼합차

- 재료: 산사자, 두충
- 제조법: 차를 끓일 때의 방법과 동일함
- 효능: 건위강장, 정혈, 남성기능 강화, 관절의 통증 완화

(2) 대황(大黃)과 백지(白芷)혼합주

- 재료: 대황과, 백지, 말린뿌리, 설탕(꿀)
- 제조법 *1*: 두가지를 달여서 먹는다.
- 효능: 변비, 등창치료
- 제조법 *2*: 말린 대황의 뿌리 200g을 35도 이상의 술 1.8L에 담근다.
- 효능: 변비약

(3) 삼황사심탕(三黃瀉心湯)

- 재료: 황련, 황금, 대황 각 2g
- 제조법: 황련 황금 대황 각 1g을 600g의 물에 끓여 200g의 달인물을 먹는다.
- 효능: 고혈압, 중풍, 설사, 뇌일혈

(4) 영천(潁川)주

- 재료: 인삼, 반하, 생강, 작약, 황금, 대추, 육계, 35도 이상

의 술

- 제조법: 인삼, 반하(半夏),생강, 작약, 황금, 대추, 육계, 각 30g을 술 1.8L에 넣고 1개월 이후에 마신다.
- 효능: 위궤양, 위염, 간염, 십이지장궤양, 현기증, 담낭염, 간질의 특효약이다.

(5) 아출(莪朮)주

- 재료: 아출, 치자, 감초, 35도 이상의 술 설탕
- 제조법 1: 가늘게 썬 아출 150g을 1.8L의 소주에 설탕과 함께 넣은 후 가끔 흔들어 주면 1개월 후부터 먹을 수 있다.
- 효능: 과음, 과식
- 제조법 2: 아출, 치자, 감초을 각각 3g씩 넣고 600g의 물에 끓여 200g이 되면 하루에 두 번씩 마신다.
- 효능: 술로 인한 헛구역질, 체내의 가스제거, 최근에는 암에 효험이 있다고도 함

(6) 백자인(柏子仁=측백나무 열매의 씨) 가루

- 재료: 백자인(柏子仁)가루
- 제조법: 백자인을 말려서 하루 15g 정도를 프라이펜에 볶아서 빻아 가루을 만든다. 참깨와 함께 볶아 음식에 뿌리고 소금으로 간을 맞춰 먹는다.
- 효능: 성 기능회복, 위장장애

4) 심장, 간, 순환기계

(1) 조구등(釣鉤藤)해파리스프

- 재료: 조구등 해파리
- 제조법: 조구등과 해파리를 주제료로 스프을 만든다.
- 효능: 동맥경화, 고혈압으로 인한 두통 혈압강하

(2) 송엽정(松葉精)즙

- 재료: 솔잎, 흑설탕
- 제조법: 솔잎을 잘게 썰어 정종과 술잎의 량을 같게하여 약한 불로 끓여 절반으로 달여지면 같은 량의 흑설탕을 넣어 다시 끓인다. 이렇게 해서 크림모양의 즙을 만든다.
- 효능: 강장, 심근경색

(3) 양간탕(養肝湯)

- 재료: 닭고기의 뼈와 껍질이 붙은 것, 대추, 사철쑥
- 제조법: 썬은 닭고기 200g당 사철쑥 10g을 넣어 1L의 물이 절반이 될 때까지 끓인다. 그 후에 대추 한줌을 넣고 다시 약한 불에 30분 동안 끓인다. 소금과 후추가루를 뿌려 간을 맞추고 하루 두 번 나눠 마신다. 닭고기와 사철쑥이 잘 삶긴 단계에서 재료를 건져내고 국물만 남기고 대추를 넣으면 마시기 쉽다. 대추는 먹는다.

• 효능: 간장의 해독작용 강화

(4) 국화(菊花)차

• 재료: 국화, 35도 이상의 술, 채소, 쥬스
• 제조법: 가을에 간장의 피로와 변비해소에는 술에 쥬스을 섞는다.
• 효능: 정혈작용, 여드름, 두통, 이명증, 현기증

(5) 마편초(馬鞭草)차

• 재료: 마편초의 전초
• 제조법: 일반차와 동일한 방법으로 차로 먹을 수 있고 날것을 달여 차로 마실 수도 있다.
• 효능: 생리통, 여름감기에 의한 두통

(6) 매괴인진(玫瑰茵蔯)주

• 재료: 때찔레(玫瑰), 사철쑥(茵蔯), 35도 이상의 술, 설탕, 해당화 열매, 대추
• 제조법: 매괴와 인진을 200g으로 하고 1.8L의 술에 넣고 같은양의 설탕을 첨가하고 해당화 열매 20개 대추 20개를 넣는다.
• 효능: 간장강화

5) 당뇨, 신장

(1) 황기탕(黃耆湯)

- 재료: 황기, 산약(참마)
- 제조법: 황기와 산약을 각각 같은 비율로 넣고 달여서 먹는다.
- 효능: 당뇨병, 고혈압, 요폐증(尿閉症)

(2) 산토기죽

- 재료: 산토끼, 잡곡, 구기자, 두릅껍질, 소금
- 제조법: 잡곡과 두릅껍질 50g(헝겊에 쌀 것), 토끼고기 100g과 구기자 한줌을 넣고 중간불로 끓인다. 소금으로 간을 맞춰 먹는다. 하루 분량으로 만들어 나누어 먹는다.
- 효능: 혈당정상유지, 시력회복, 원기회복

(3) 미역취차

- 재료: 미역취의 줄기, 꽃, 잎
- 제조법: 직사광선 아래에서 하루동안 말려서 20g정도 달인다. 하루 세 번 나누어 마신다.
- 효능: 요독증(尿毒症) 쉰 목소리

★ 인후통증에는 치자나무 달인물을 마실 것.

(4) 인동(忍冬)주

- 재료: 인동등굴의 잎과 꽃 흑설탕
- 제조법: 잎과 꽃을 각각 100g씩 35도 이상의 술 1.8L에 설탕을 넣고 1개월이 지나면 마실 수 있다.
- 효능: 종기, 부스럼, 부종, 자궁내막염

6) 호흡기계, 노이로제, 정신안정

(1) 서향(瑞香)

- 재료: 서향화의 꽃 잎사귀
- 제조법 *1* : 서향화의 꽃 20개 정도를 뜨거운 물에 부어 미지근해지면 그 물로 양치질을 하거나 마신다.
- 효능: 인후통증, 히스테리
- 제조법 *2* : 잎의 앞뒤에 뜨거운 물을 뿌리고 칼등으로 가볍게 두들겨서 사용한다. 환부에 부친다.
- 효능: 종기, 부스럼

(2) 패모(貝母)구기자(枸杞子)탕

- 제조법: 닭고기 1kg당 패모 30g 구기자 한줌을 넣고 푹 삶는다. 이것을 10일 동안 나누어 먹는다. 닭은 내장을 빼고 깨끗하게 손질한 통닭으로 한다.
- 효능: 천식, 정력증강

(3) 감초마황탕(甘草麻黃湯)

- 재료: 감초, 마황, 미역
- 제조법 *1* : 마황 4g과 감초 2g을 한컵의 물이 절반으로 줄 때 까지 달여 뜨거울 때 마신다.
- 효능: 감기, 기침, 천식
- 제조법 *2* : 마황과 미역을 넣고 끓은 물을 먹는다.
- 효능: 천식의 발작예방

  ★ 마황은 독하여(에페드린)용량을 잘 지켜야 한다.

(4) 원지탕(遠志湯)

- 재료: 원지, 석곡, 황기, 당귀, 산조인, 맥문동, 인삼, 복령, 감초
- 제조법: 원지 5g, 석곡, 황기, 당귀, 산조인, 맥문동, 각 4g, 인삼, 복령, 각 3g, 감초 2g을 1일량으로 하여 달인물을 세 번으로 나누어 마신다.
- 효능: 성욕감퇴, 불안, 초조해소

(5) 옻이 올랐을 때

- 재료: 민물게
- 제조법: 민물게를 잘게 으깨어 생즙과 함께 전체를 바른 후 천으로 감아 둔다. 재발이 없도록 민물게의 프라이나 미역을 먹는다.

• 효능: 부기가 가라않고 완쾌한다.

이상의 처방들은 실생활에서 구하기 쉽고 흔한 것만을 이용하고자 하였고 간편하게 만들 수 있는 것으로 한정하고자 하였다 그러나 그 효험은 부족하지 않다. 각종의 건강약재 처방술들이 범람하고 있음으로 굳이 다량의 내용을 기록하지 않고자 노력하였다. 좋은 재료들은 좋은 물에 끓여 자주 먹음으로서 몸속의 노폐물을 물과 함께 몸 밖으로 신속히 내 보내버리고 좋은 것만 몸에 축적될 수 있는 공간을 많이 확보해야 할 것이다.

⑥ 약의 효능

병은 한 가지이나 약은 수 없이 많고 마음의 생각은 수만(數萬) 가지이나 몸은 하나이며 각자의 타고난 재주가 아무리 많아도 소용되는 것은 한가지이다. 그래서 재주가 많으면 제 식구하나 못 먹여 살린다 했든가 약에 대한 치료효과를 검토하다 보면 아무 병이든지 이 약이면 즉시 다 나을 것처럼 느껴질 때가 대부분이다. 그러나 잘 듣는 약이 이토록 많은데 병자가 가득한 것은 무슨 연유일까? 약에 문제가 있는 것이 아니요. 처방하는 사람에게 있음은 지금도 의학이라고 밖에 표현할 수 없는 말에 있는 것이다. 학문은 부족한 것을 말하는 것이요. 완전한 것은 완성된 학문을 자기 것으로 만들고 자신의 타고난 재능과 학문의 지식을 활용한 기술이 최고가 되어야 한다.

　누구나 최고의 의술을 가질 수 없는 것은 타고난 재능만이 사람을 긍휼히 여기고 안타까워 할 줄 알며 기쁨으로 고통을 받아들일 수 있다 이는 아픈 사람의 입장에서 지혜를 구하고 마음을 다해야 하는 어려움이 있기 때문이며 이와 같은 마음의 의술은 약이 그 효과를 들어 낼 것이다. 이때의 약의 선택의 중요성이 체질과 깊은 연관성 위에서 이루어짐을 명심해야 하며 그런 다음에야 약으로서의 가치가 빛날 수 있을 것이다. 눈은 봄으로 사물을 판단하고 귀는 들음으로 보지 못하는 것을 채우려 하나 코는 보고 듣는 것을 간직하는 힘으로 분별한다. 그 뿜어져 나오는 향기를 따라 실체를 파악하여 각 사람의 체질에서 나오는 정과 신의 장점과 약점의 상호보완에 경중을 찾아서 가치의 높고 낮음을 읽고 대응하는 기준의 잣대로 삼는다. 향기는 아무리 좋아도 진하면 싫어지는 것도 가치는 스스로 결정되는 자율의 판단으로 이루어지기 때문이다.

　체질의 구분과 이에 따른 음식의 구분까지 밝혀 정리함으로서 만인이 건강한 삶을 영위하기를 소망하는 간절함에서 시작하였고 아프지 않은 사람과 아픈 사람 할 것 없이 모두 영육(靈肉)간에 강건하기를 바라는 마음을 담아 빠짐없이 신중히 알리고자 하였다. 이를 이용하여 모두 자신의 체질을 자신 있게 알고 가진 체질에 따라 적절히 행할 수 있기를 소망한다.

아무리 좋은 말(馬)이라고 하더라도 길 드리지 않으면 소용없고 물까지 끌고 갈 수는 있으나 물을 마시는 것은 자신이 해야 하는 것처럼 배움은 기회를 중요시 해야 하고 가르침은 정도(定度)가 있는 것이니 취하여 자신의 것으로 만들고자 한다면 희생과 노력이 없이 그저 주어지지는 않을 것이다. 천하가 나의 것인 까닭은 내가 없으면 무슨 소용이 있겠는가? 나로 말미암아 천지 만물이 존재하는 것이니 만사에 잘 활용하여 부질없고 속된 것들에 휘말리지 말고 보람 있고 신명나는 세상을 이룩하여 아래로 전하는데 소용되는 귀한 사람으로 풍요를 누리시기 바란다.

⑦ 광의설(廣儀說)

인간의 태어남이 삼재의 이치가 없이 이루어지겠는가.

하늘과 땅이 사람으로 생겨나 생명을 만들고 있으니 스스로 사람이 주인이 되는 것이다. 그러나 내 마음 가는 대로 할 수 없는 것은 하늘과 땅이 사람이 있기 전부터 있었음이다.

남녀가 만나 교합하고 생겨난 씨는 엄마의 복중에서 사주가 정해지고 천명이 결정되니 태는 깊은 물속이다. 물에서 만들어지고 물에서 지내다가 땅위에 서게 되는 것이 사람이다. 아버지의 물의 씨앗과 어머니의 복중의 물이 생명의 결실을 이루어내는 것은 천지의 이치를 따라 세워진 무한의 힘에 의한 능력의 표상이다.

이로써 체질이라는 씨를 도둑질 할 수 없음이 명확하고 아버지와 엄마의 정성과 천지의 돌봄이 사람을 세우는 근본이 된다. 이 땅의 주인으로 서로 도와 조화로움을 이룰 때 평온한 삶이 가꾸어지고 넓혀져 돌보는 이의 기쁨이 된다. 물에서 시작하여 물에 머물면 하늘의 권세가 무슨 소용이 있겠는가 물을 맛보았으니 하늘의 정성에 감사하는 길을 택함이 옳을 것이다.

생명의 두 원(元)이 하나를 이루어 새로운 생명이 탄생 된다면 우주의 원에서 비롯되어 여기에 양의(兩儀)가 생겨나서 사상(四相)이 정해지며 원의 조화로움에서 태어났으니 덕으로 세워져야하고 이로써 도가 보존되는 것이다. 삼극(三極)의 이치가 형성되기 위하여 기(氣)와 이(理)가 안과 밖에서 소통하며 지시하여 인간의 의무를 완성시킨다.

사람이 만물의 주인이나 만물을 있도록 하는 것은 사람에게 있지 않음으로 돌보기를 자신의 몸과 같이 하여야 하고 소중함은 나의 생명과 같은 것이다.

나와 천지만물이 있는 까닭을 알고 늘 있도록 유지시키는 힘의 능력에 감사함을 한시도 떠나는 일을 삼가야 한다.

동의수세보원의 저자인 이제마는 겨우 육십을 살다 갔으니 체질을 안다하여 무슨 소용이 있었다 하겠는가. 후세의 사람들은 반밖에 정리하지 못한 책의 내용으로 배운 것을 만인에게 전부 인양 가르치고 있으니 이 또한 알 수가 없는 일이다. 현실이 이와 같은데 자신의 체질이 태양인이라 한들 스스로 알려하지 않고 깨닫지 않으면 또한 유익이 되겠는가. 체질을 알려 알게 하고자 하는 것은 학문의 출충함을 들어내고자 함도 아니오 세상의 명예를 위함도 아니요 오직 만민이 건강하게 오래 살기를 염원하는 것이다.

모든 짝지어 태어나는 것은 둘이 만나 하나를 이루니 하나가 하나가 아닌 것이다. 우리의 일생은 일백이십년으로 육십은 한 갑이니 반을 산 기념잔치를 베푸는 것을 한갑잔치라 한다. 이로서 후세의 우리는 교훈을 삼아 각자의 체질의 보존과 강건한 삶으로 생명연장의 도구로 삼고 의미있는 삶을 영위하여 인간으로서의 가치가 풍성한 보람있는 인생으로 나아가기를 간절히 바란다. 사람으로 태어난 자는 누구나 땅을 발고 살면서 잘 다스려야 하고 하늘을 이고 살므로 잘 섬겨야 한다. 이것이 사람의 도리이다.

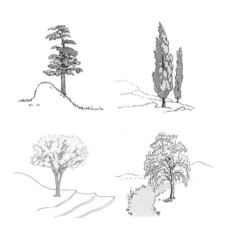

CAPTER 02
{ 질병의 치료 }

태양인 체형의 특징 ▶ 여러 가지 체형이 있는데 이는 마치 아열대지역에는 여러 종류의 동·식물들이 분포되어 있는 것과 같다.
음식물 ▶ 밥으로는 일반쌀과 보리쌀을 섞어서 먹고 반찬은 채소류를 섭취하고 과일을 많이 먹는 것이 좋다.

소양인 체형의 특징 ▶ 눈과 눈 사이가 가까워 집중력이 뛰어나다. 이는 사계절이 뚜렷한 온대지역의 계절적 변화에 적응하기 위함이다.
음식물 ▶ 밥으로는 일반쌀과 보리쌀을 섞어서 먹고 카레나 전분이 많이든 음식을 피해야 한다. 반찬은 돼지고기나 미나리처럼 찬 성질의 동식물이 좋다.

태음인 체형의 특징 ▶ 부드러운 인상이며 하체가 실하다. 이는 지표면의 온도가 낮은 한대지역에 적응하기위함이다.
음식물 ▶ 밥은 찹쌀과 보리쌀에 견과류를 넣은 혼식이 좋다. 반찬은 고기와 뿌리채소를 위주로 하는 것이 좋다.

소음인 체형의 특징 ▶ 날렵하고 민첩하며 유연한 체형으로 이는 열대지역의 높은 온도에서 나타나는 습도의 변화에 적응하기 위함이다.
음식물 ▶ 밥은 찹쌀과 일반쌀을 섞어서 먹는 것이 좋고 보리 쌀은 피해야 한다. 반찬은 뿌리채소나 닭고기와 같은 따뜻한 성질의 동식물이 좋고 생강과 파와 같은 향기가 나는 양념을 사용하는 것이 좋다.

질병의 치료

아픔을 이야기할 때 정신적 아픔과 육체적 아픔으로 나누게 되는데 이 둘의 공통된 특징으로 나타나는 것이 시간의 간절한 경과 속에서 괴로움으로 표현되는 슬픔을 딛고 일어 서고자하는 저항이다. 아픔이 생명을 유지하고자 하는 저항을 넘어 설 수 없는 것은 시간이라는 절대적인 힘이 정신적, 물질적 해결책을 제시하고 선택의 고비 때마다 지혜롭게 판단하도록 반응하기 때문이다. 선택의 고비 때는 경험과 지식들을 기반으로 주위의 여러 환경들과의 접촉을 늘리며 다양한 선택을 시도하는 모든 것들로 평소의 나에게서 해결책을 모색하게 된다.

많은 정보들이 수집되고 분류되는 과정에서 오직 필요로 하여 실행되는 것은 나의 판단에 의한 유·무익의 선별로 이루어지는 선택에 있을 뿐이다. 어떤 아픔이든 간에 나로 말미암아 비롯되고 또한 치유되는 까닭이 여기에 있다.

자신으로 말미암아 생겨난 것들은 스스로에 의하여 또한 소멸 될 것이지만 다른 무엇에 의하여 자신에게 피해를 주고 있다는 원망(怨望)은 잡초와 같이 빨리 자라서 원통(冤痛)함으로 나타나며 이것이 병을 부른다. 이때부터는 자신을 향한 아픔의 저항은 없어지고 오직 괴로움에 의한 슬픔과의 타협으로 병으로 바뀐 아픔을 깊어지게 만든다.

　모든 것을 긍정적으로 생각하되 병에 대해서는 철저한 부정으로 맞서지 않고서는 이길 수 없다. 병은 쌓여가는 것이다. 처음에는 특정부위에서 발생하여 점차적으로 온몸으로 번져가는 암을 보면 병의 모습을 단 번에 알 수 있지 않은가. 정신과 육체의 아픔에서 발생된 병은 잡초와 같아서 조금도 쓸 곳이 없다.

　다른 사람의 시간에 의지하여 자신을 의탁하게 하는 것은 둘이 모여 하나의 베풂도 발휘 할 수 없도록 만드는 멸망의 시초가 된다. 이 때문에 병과는 맞서야 하며 더 큰 소망의 열매의 씨앗으로 아픔을 받아들이고 자신을 뒤돌아보며 스스로의 책임을 깨달아 원망하는 마음을 놓고 극복의 힘을 길러 아픔에 대한 저항으로 맞섬으로서 치료의 길이 열릴 것이다.

　병으로서의 치료보다는 아픔에 대한 이해의 치료가 중요한 것은 정신과 육신이 동시에 외부의 충격에 노출 되어 병으로 나타나기 때문이다. 넘어져 상처가 난 것이 상처뿐이겠는가. 먼저 자신에게 화가 나고 다음에 피가 나는 것이다. 상처는 병이 될 수도 있고 아픔에서 치료도 된다. 이와 같은 근본 위에서 치료의 방법들을 찾아야하며 병은 두려워 할 대상이 아니며 다만 극복해야할 과제일 뿐임을 명심해야 할 것이다. 치료를 위한 방법으로는 물리성질(物理性質)를 이용한 접골, 안마, 온열. 침구요법 같은 여러 치료법과 한약이나 화학약물을 이용한 치료. 수술과 같은 현대의학의 장비활용법 치료 등이 이용되는데 이들을 망라하여 우리는 한의학적 치료와 양의학적 치료로 대별하여 나타낸다.

현대의학에서 뼈가 부러지면 정형외과에서 무조건 살을 베고 뼈를 연결하는 행위로서 치료를 하지만 접골원에서는 당겨 이어줌으로서 뼈가 스스로 붙도록 해주어 외상이 없이 오히려 더욱 단단하게 완치시켜 주었다. 이 책은 오늘날 우리의 정통의술에 의한 질병 치료법을 소개하고 우리의 것을 소중하고 귀하게 여겨야함을 인식할 필요성과 건강한 삶을 영위하기 위한 지혜로움을 구할 때 유용하게 쓰임받는 자료가 되도록 다루고자 한다.

① 골격계 해부학

건강은 골격의 균형으로 결정되며 골격의 불균형은 건강의 적신호(赤信號)이다. 골격계는 206개의 뼈가 조립되어 골격을 형성하고 있다. 골격은 인체를 지지하고 있으며 뇌 및 여러 장기(臟器)를 보호하고 수동적(受動的)인 운동기관으로서 중요한 역할을 한다.

골격 206개			
체간골격(體幹骨骼) 80개	두개(頭蓋) 29개	두개골(頭蓋骨)	8개
		안면골(顔面骨)	14개
		이소골(耳小骨)	6개
		설골(舌骨)	1개
	척주(脊柱) 51개	경추(傾墜)	7개
		흉추(胸椎)	12개
		요추(腰椎)	5개
		천추(薦推)	1개
		미추(尾椎)	1개
		흉골(胸骨)	1개
		늑골(肋骨)	24개
체지골격(體肢骨骼) 126개	상지골(上肢骨) 64개	쇄골(鎖骨)	2개
		견갑골(肩胛骨)	2개
		상완골(上腕骨)	2개
		요골(撓骨)	2개
		척골(尺骨)	2개
		수근골(手根骨)	16개
		중수골(中手骨)	10개
		수지골(手指骨)	28개
	하지골(下肢骨) 62개	관골(髖骨)	2개
		대퇴골(大腿骨)	2개
		슬개골(膝蓋骨)	2개
		경골(脛骨)	2개
		비골(髀骨)	2개
		족근골(足根骨)	14개
		중족골(中足骨)	10개
		족지골(足趾骨)	28개

안마의 치료법에서 골격계의 정확한 파악은 매우 중요하므로 자세히 알아두어야 한다. 이와 더불어 뼈를 감싸고 있는 근육과 신경, 혈관 등으로 이루어진 몸의 구조를 충분히 숙지한 후에 행할 때 의도한 효과를 있을 수 있을 것이다.

② 치료법의 종류

병은 한가지이지만 치료법에는 다양한 방법들이 있는데 흔히 말하는 도인법(導引法)의 범주(帆柱)에서 타인의 힘을 빌려서 하는 안마, 자신이 스스로 하는 기공, 요가 등이 있고 침구요법, 온열요법, 화학약품, 생물약품 등의 치료법이 이용된다. 이들에 관하여 구체적인 설명을 하고자 한다.

1) 안마요법(按摩療法)

수기요법(手技療法)의 한 치료방법인 안마(按摩)는 우리의 전통적인 도인법(導引法) 중의 한가지로 중국의 추나(推拿)요법이나 일본의 경락(經絡)요법과 유사한 치료법이다.

추나요법의 정의는 손 또는 신체의 일부분을 이용한 각종기교(技巧)를 환자체표의 특정부위에 경락이론을 바탕으로 하여 시술함으로서 인체의 생리(生理), 병리(病理)상태를 조절하여 치료하

나를 알게 하는 재미있는 체질이야기

는 전통중국의학의 외치법이라고 하였다.

일본의 경락마사지요법과 별반 차이가 없으며 우리나라에서 추구하는 안마요법의 설명으로도 부족하지 않음을 알 수 있다. 그러나 오늘날은 우리의 안마는 치료법으로 인식조차 하지 않는 것은 퇴폐풍조가 만연하여 치료를 위하여 온몸을 맡겨야 하는 점을 틈탄 상술의 결합으로 여성들을 고용하여 성적쾌락의 도구로 이용되는 총칭어가 된 것은 안타까운 일이 아닐 수 없다. 이제부터라도 안마의 본래 기능을 회복시키기 위하여 안마사의 자격을 엄격히 제한하여 안마요법을 빌어 자신의 이익추구에 사용되지 못하도록 할 때 우리의 정통의술도 한걸음 발전된 모습으로 나아 갈 것이다.

우리의 정통의술은 경락이론의 이해없이 행할 수 없듯이 안마요법 또한 완전한 경락이론의 이해를 통하여 치료가 행하여져야 할 것이다.

(1) 안마의 치료수법

인류(人類)의 역사가 시작되면서 생존을 위한 부단한 노동과 생존투쟁 중에 발생한 손상(損傷)과 질병들에 대해 본능적으로 어루만지거나 누르는 등의 무의식적(無意識的)인 행위를 통해 통증을 줄이거나 증상(症狀)이 경감(輕減)되는 등의 경험을 얻은 것을 체계적으로 정리하고 이를 발전시켜왔다. 이러한 물리성질(物理性質)을 이용한 치료법이 지역의 특성에 따라 다소의 차이를 보이면서 발전된 모습이 오늘날의 중극의 추나요법, 일본의 경락 요법으로 나타나는데 우리나라는 정신적인 면과 육체적인 면의 치료와 수행에 따라 특정 지을 수 없을 만큼 다양한 방법을 구사하고 있으므로 도인법(導引)으로 그 범위를 넓혀 함께 수용하고자 하는 것이다.

도인법에서는 요가와 비슷한 방법을 사용하기도 하고 경락을 따라 지압하는 방법과 자세에서 행위로 이어지는 기공법을 병행하여 이루어지고 있으나 타인의 힘을 이용한 치료법으로 특별한 기구나 약물을 사용하지 않고 손 또는 신체의 일부분을 이용하여 부위에 따라 무리없이 임상치료를 행하는 안마에 대하여 알아보자

① 검사법

정과 신의 치우침이 없는 올바른 상태에서는 아픈 사람이 좀처럼 없는 것을 볼 때 몸의 균형이 병과 직결됨을 인식하고 균형 감각을 늘 생각하면서 생활하는 것이 건강유지의 제일의 비결임을 염두에 두어야 하며 안마의 기본 치료도 허실을 살펴 균형을 맞추는 노력이라 할 것이다. 안마치료를 행하기 전에 몸의 상태를 면밀히 살펴 손상된 부위를 찾아내고 그 정도를 파악하는 것이 매우 중요하며 이를 위하여 철저하고 바른 검사를 시행하여야 하는데 부위에 따라 움직임의 상태와 통증의 모습을 주의 깊게 관찰하여 치료의 요령을 결정하고 계획을 수립한다.

1 경항부 검사법

경항부(頸項部) 즉 목과 그 주위를 검사하는 방법으로 동통이나 방사통의 유무에 의하여 진단하는 검사법이다.

    1. 경추간접고격(叩擊)검사
    2. 경추 추간공제압검사
    3. 상완신경총견랍(牽拉)검사

2 견부검사법

견관절의 이상을 검사하기 위한 방법이다.

    1. 탑견(塔肩)검사
    2. 견관절외전(外展)검사

3 요, 둔부검사법

요통과 방사통에 대하여 견디는 힘의 강약으로 이상부위를 판별하는 검사법이다.

    1. 앙와굴경(屈頸)검사
    2. 하지직거상검사
    3. 4자검사
    4. 상변(床邊)검사
    5. 쌍관(雙髖)쌍슬(雙膝)검사
    6. 무지배신검사
    7. 고관절(股關節)과신(過伸)검사

4 슬부검사법

무릎의 인대을 검사하는 방법으로 굽히거나 펼 때의 동통으로 진단한다.

1. 추체(抽屜)검사

2. 측향활동(側向活動)검사

　이상과 같은 검사법을 각 부위에 실시하여 정확한 진단 위에서 치료의 수법을 구사하여 최소의 고통으로 최고의 치료효과를 이루어내어야 할 것이다.

(2) 안마의 기교(技巧)

　안마를 시행함에 있어서 정해진 방법이나 손과 몸의 일부분을 어떻게 사용해야 한다고 특정되어 있지는 않지만 수많은 임상경험에 의하여 사용되고 있는 방법들이 있다. 환자의 상태에 따라 적절히 선택하여 사용하면 많은 도움이 될 것이다.

　1 파동류(擺動類), 요동류(搖動類)수법

　지(指), 장(掌) 또는 완관절(腕關節)로 협조적이고 연속적인 동작을 하는 수법이다.

　계속해서 누르고만 있지 않고 힘의 강약을 적당히 이용하여 흐름을 좋게 하고자 시행하는 기교이다

　2 마찰류(摩擦類)수법

　지(指) 장(掌) 주(肘)를 체표의 치료부위에 부착시킨 후 직선 또는 원형으로 이동 마찰하는 수법이다. 할머니가 어린아이의 배를 만져 줄 때의 방법이 여기에 속한다. 또 팔이나 다리가 뭉쳐있을 때 비벼주는 방법 따위를 말한다.

③ 진동류(振動類)수법

손으로 잡고 상하로 트는 모습이라 할 수 있다. 세게 전율을 가하기도 하고 약하게도 하면서 강약을 조절하기도하고 손바닥이나 손가락을 환부나 필요부분에 마찰시켜 힘을 가하면서 진동을 느끼게 하기도 한다. 기(氣)치료 시에 행하는 것을 볼 수 있다.

④ 제압류(擠壓類)수법

지(指), 장(掌) 또는 신체 일부분을 이용하여 치료부위를 누르거나 대칭적으로 조여 주는 동작으로 허리를 누른다거나 목을 주무르는 따위의 방법이 여기에 속한다.

⑤ 고격류(叩擊類)수법

수장(手掌), 권배(拳背), 수지(手指), 장측면(掌側面) 또는 쌍지봉(雙支棒)으로 체표를 두드리는 수법을 말한다. 등을 두드리는 방법과 지압봉과 같은 것으로 두드리는 것도 여기에 속한다.

⑥ 관절 운동류(關節運動類)요법

안마사가 환자의 몸의 어떤부위의 치료를 위하여 비틀거나 흔드는 따위의 운동류을 말한다.

안마에서 많은 기교가 이 요법으로 행하여진다.

이 외에도 환자와의 소통에 의하여 원하는 부위에 적절한 방법을 개발하여 치료를 행하는 것도 편안함을 환자가 느낄 수만 있다면 아무런 문제가 되지 않는다.

(3) 안마 치료법

① 오십견

50세를 전후하여 많이 발생함으로 오십견이라 한다. 어깨가 얼어붙은 듯 차갑고 아프다고 하여 동견(凍肩) 혹은 동결견(凍結肩)이라고도 한다. 견관절 주위의 퇴행성 변화로 인하여 연조직이 변성, 연축, 유착 등의 병리변화가 발생한다.

견부에 심한 동통과 함께 견관절의 운동제한이 온다.

■ 임상표현

1. 동통

초기에는 진발성 둔통이 견부에만 국한되어 나타나지만 만성이 되면 지속성 산통(酸痛)이나 자통(刺痛)으로 변한다. 주간보다 야간에 통증이 심해진다

② 견관절 운동제한

각 방향으로 활동제한이 오거나 특히 외전(外展)과 후신내선(後伸內旋)의 동작이 어렵다.

③ 만성시

만성이 되면 삼각근(三角筋) 등이 위축된다.

이외에도 다양한 증상으로 나타나는데 평소의 활동에는 아무런 증상이 없다가 손의 움직임이 평소에 사용하는 범위를 벗어나게 되면 통증이 발생하기도 하며 몸이 뻐근하며 어깨뼈를 움직이면 우둑하는 소리가 나기도 하면서 아픈 경우 등 참으로 그

증상은 다양하지만 좀 아파도 참고 아픈 곳에 자극이 가도록 꾸준히 움직이면서 어깨 주위에 운동이 많이 되는 행동이나 자세를 늘 취하는 것이 가장 중요하다.

4 치료

1. 치료원칙
   - 초기: **경락 소통**(經絡 疏通), **활혈 지통**(活血 止痛)
   - 만성: **분리 유착, 활리 관절**(活利 關節)
2. 치료법
   - 안마의 시행
   - 침구요법
3. 주의사항
   - **치료와 동시에 운동을 한다**(고통을 인내할 수 있는 법위 내의 견관절 운동 필수).
   - **견관절 부위에 온**(溫)**찜질을 병행한다.**

오십견은 목과 어깨 두 곳을 동시에 풀어 주어야 하며 먼저 목 주위를 잘 주물러 주고 아픈 곳의 통증이 완화되면 어깨의 아픈 부위를 찾아서 마사지하여야 한다.

목이 아파지면 어깨도 아파진다. 아프다 하여 가만두면 나중에는 완전히 굳어서 참으로 치료하기가 어려워지고 치료 시에는 무지하게 아픈 고비를 지나야 한다. 초기에 아픈 것을 조금씩 참고 치료하다 보면 반드시 좋은 결과가 있다.

② 견관절(肩關節)의 운동 불량

오십견에서 주로 보이는 증상이지만 평소의 운동부족과 팔을 심하게 사용한 후에 찬 곳에 오랜 시간 노출되거나 준비운동 없이 무리하게 사용하게 되면 발생할 수도 있다 어느 일정한 방향으로 팔을 사용하면 심한 통증과 함께 힘이 빠지는 증상이 나타난다.

◼ 수평상태에서의 거상(擧上) 불량

옆으로 들어 올릴 수 없는 견관절의 불량을 치료하기 위해서는 팔과 목의 힘을 빼게 하고 팔을 들어 올려 주면서 엄지손가락으로 겨드랑이에서부터 아래쪽으로 누르면서 아래위로 오르내리기를 수차례 반복한다. 팔을 들어 올릴 때는 귀에 닿도록 올리며 손바닥이 머리의 반대편으로 향하게 한다. 팔을 다시 아래로 내리게 한 후에는 등쪽의 겨드랑이 위을 충분히 마사지 해주고 마사지가 끝나면 따뜻한 것으로 온열찜질을 하는 것이 좋다.

◨ 정면상태의 거상(擧上) 불량

견갑골의 변형으로 인해 신전운동이 안될 때에는 안마사는 환자의 팔을 자신의 팔로 감싸듯 받혀 주면서 견갑골에서 통증을 느끼는 부분에 손으로는 마사지를 해 준다.

❸ 어깨위 거상(擧上) 불량

견관절이 내전되어 손이 어깨까지 올라가지 못하는 경우 안마사는 환자의 주관절을 잡고 내측으로 당기면서 다른 손으로는 경추와 견관절의 사이를 약간의 압력을 주면서 부드럽게 마사지

한다. 이와 같은 동작을 견갑골의 상부 내측부터 하부에 이르는 배측 부위까지 모두 실시하면서 아래로 이동한다. 이 동작 후에는 환자의 손을 어깨위에 고정하게 하고 주관절을 눌리면서 가슴 중앙으로 오게 하는데 환자가 통증을 호소하면 점차적으로 치료하여야 하며 무리하게 실시하면 오히려 부작용이 생긴다.

③ **경추병**(頸椎病)

중년층에 접어들면서 목운동을 소홀히 하거나 심한 스트레스와 과중한 일들에서 목에 무리를 가하여 발생하는데 경추의 퇴행성 변화는 경추의 평형실조(平衡失調)를 초래하고 추체이위(椎體移位) 및 경추증생(頸椎增生)을 유발한다.

치료를 위하여 목 부위를 따뜻하게 하고 높은 베게는 사용을 자제하고 발신법을 시술할 때는 용력(用力)을 너무 강하게 하지 말아야한다.

1 치료법

- 목뼈는 1번부터 7번까지로 구분하는데 주로 3~5번에서 발병하므로 평소에 목돌리기와 좌, 우로 목울 움직여 목이 굳는 것을 예방해야한다.
- 꾸준한 목 운동만으로도 건강을 유지할 수 있지만 탈이 나면 견인법으로 고쳐주어야 한다.
- 아픈 곳을 찾아서 꼭 눌리면서 아래위로 마사지하는 것도 좋은 치료법이 된다.

④ 요 추간판 돌출증(腰 椎間板 突出症)

요 추간판 섬유환 파열증이라고도 하며 추간판에 퇴행성 변화가 발생하여 추간판의 섬유환 부분 또는 완전파열 후 돌출된 수핵에 의하여 신경근과 척수 등이 압박 또는 자극을 받음으로서 나타나는 요통과 하지방사통이 주 증상인 병변이다. 주로 20~40세 사이에 많이 발생하며 어린이는 거의 발생하지 않는다.

제4요추와 제5요추 사이의 추간판과 제5요추와 제1천추 사이의 추간판에 많이 발생한다.

1 진단법

하지 직거상검사법으로 진단하는데 방법은 환자를 바로 눕게 하고 다리를 들어올리도록한다. 이때 슬관절의 굴곡이 안되게 한다.

하지를 들어 올리는 동안 요통이나 방사통이 발생하면 추간판 탈출증을 의심해 보아야 한다.

2 주의사항

- 환자는 반드시 딱딱한 침상에서 휴식을 취하며 허리부위의 보온에 주의한다.
- 치료 전에 요추골절과 허리 수술여부를 확인하고 치료의 방법을 결정해야 한다.
- 일부 체질에서는 내장기관의 부실이나 음식물에서 비롯되어

허리가 아픈 경우가 발생하므로 성급하게 병변을 확정하지 말아야 한다.

(4) 안마(按摩)의 정리

현대의학을 대체 할 수 있는 의학은 없다. 보완적인 방법과 학문의 완전함으로 각고의 노력에 의한 동서양의 치료법을 망라한 최상의 치료술이 있을 뿐이다.

동양의술 내지는 전통의술을 대체의학이라 하는 것은 참으로 잘못된 표현이다.

학문의 완전함에서 기술은 빛을 내고 잘, 잘못을 구분할 수 있다. 완전함이 없는 학문으로 완전함을 추구할 수 없고 치료술 또한 의지할 수 없을 뿐 변명의 여지만 남길 것이다.

무엇이던지 어떻게 활용하는가가 중요하지 않는가. 검사법이 치료법이 될 수도 있다. 검사에서 아픈 부위를 만지고 흔드는 등의 운동을 통하여 호전되어 간다. 아는 것의 백배 나은 효과를 기술한 내용에서 찾아서 아픈 사람이 없는 사회를 갈망해 본다.

> ※ 바른자세의 유지 ※
>
> 요부(腰部)에서 발생하는 대부분의 통증은 몸의 자세불량에서 시작됨으로 평소에 바른 자세를 유지하기 위하여 관심을 가지는 것이 제일 중요하며 다리의 길이가 같지 않거나 골반의 비틀림, 어깨가 기울거나 하면 얼굴도 함께 틀어져서 아름다움을 유지할 수 없게 된다. 이와 더불어 내장기관의 이상도 초래하는 단서가 될 수 있다.
>
> 뼈는 부지런히 움직여야 하고 근육은 적당히 쉬어 주어야 하며 생각은 쉼 없이 하여야 하고 마음은 적당히 쉬어주어야 영육 간에 건강을 이룰 수 있을 것이다.

2) 침구술(鍼灸術)

안마에서 근육과 뼈에 중점을 두었다면 침구술(鍼灸術)은 경락에 바탕을 두고 치료하는 요법이라 할 수 있다. 마치 전선이 이리저리 필요한 곳을 향하여 뻗어 있는 것처럼 우리의 몸에도 장부에서 시작된 기의 흐름이 손끝과 발끝을 향하여 온몸의 각 부위를 두루 경유하며 수납을 거듭하면서 흐른다. 모든 흐름의 시작은 백회(머리의 중앙에 있는 숨구멍)에서 시작하여 용천(발가락을 안으로 오므리면 움푹 들어가는 곳)에서 흐름을 마친다.

우리의 몸은 장부가 열둘이니 장부에서 시작된 경맥 또한 열두개의 선들로 각각 수개(數箇)의 경혈을 가지고 경락을 형성하며 혈(穴)이 지니고 있는 위치에서의 특징을 품고 몸의 상태를 점검하고 각가지 신호들을 주고받으며 최상의 몸의 상태를 유지하도록 분주히 활동하는 것이다. 예를 들어 몸의 어느 부위에 가시가 박혔다면 처음에는 아프다가 시간이 경과하면 곪아서 고름과 함께 가시가 빠지게 되는데 이는 기의 활동에 의하여 몸이 반응하여 나타난 것이다. 치료의 목적에 반응하는 혈의 자리에 이같은 몸의 반응을 강하게 자극하기 위하여 침을 꽂아서 특징적 반응을 일으키게 하는데 사용되는 치료술이 침구술인 것이다.

오늘날 일부의 사람들에 의하여 신비로운 치료술인양 선전되고 때로는 침구에서는 있을 수 없는 행위들을 한다. 바늘로 고름을 짜고 가시를 뽑으며 아픈 곳에 자극을 가하여 치료한 아주 미개 했던 그 시대의 사람들보다 못한 야릇한 갑론을박으로 시비를 가리려 하는 모습은 정말 이해가 어려운 의료인의 모습이다. 현대의 의사(醫師)다운 의료인의 역할이란 어떤 것일까. 각 분야에는 전문가가 있기 마련인데 가정에서 한정하여 보면 주부들은 밥과 찬거리를 준비하여 식사를 준비하는 것이 본분이지만 재료의 좋고 나쁨의 구분은 농사꾼의 안목보다 오히려 더 정확하고 목수는 칼날의 예리함과 쇠의 좋고 나쁨이 대장장이보다 더 분명하지만 그 지식을 나무을 다루는데 사용할 뿐이다 의사가 인체에 대한 보편적 지식보다 나은 전문성이 없이 자기의 전문분야만 안다면 감히 의사라 말하지 않을 것이다. 그러나 전문분야 외에는 그 분야의 전문가에게 의뢰하는 것이 마땅하다. 그러나 오늘날 한의사의 행태를 보면 침구술과 한약의 처방과 그와 관련된 모든 것을 독점하려하는 모습이 보일 때는 안타까움이 마음을 졸이게 만든다.

각자의 분야에서 전문성을 펼치고 조언까지도 해줄 수 있는 여유가 있는 의사가 많은 사회가 되기를 갈망한다. 피부에 고름이 만들어지는 것은 이물질의 침투에 의하여 함께 들어온 병균과의 전투에서 사망한 전투병들로서 우리의 몸은 쉼 없는 외부병균의 침투와 싸우며 강한 정병으로 무장되어 있다 할 것이다. 그러나 안과 밖의 여러 요인들에 의하여 몸의 균형이 무너지면 탈이 생기는데 이때 정병(正兵)의 신속한 투입으로 탈에 대한 대처가 필수적이다. 침구치료는 침이라는 이물질을 어떠한 병증에 가장 예민하게 반응하는 부위에 꽂아둠으로서 몸의 작용이 생기고 이를 이용하여 발생한 탈을 해소하고자 하는 치료법으로 음양조화(陰陽調和), 부정거사(扶正祛邪), 경락소통(經絡疏通)작용을 이용하여 치료를 한다.

(1) 변증론치(辨證論治)

① 음양조화(陰痒調和)

질병이 발생하는 원인으로 음양실조(陰陽失調)을 들 수 있는데 인체의 정황하에서는 인체의 음양이 평형을 유지하고 인체의 각 조직과 기관 및 장부의 생리기능이 정상적으로 유지되는 때이다. 그러나 인체의 음양이 실상(失常)하고 평형이 실거(失去)되는 때는 음양이 편성(偏盛)하거나 편쇠(偏衰)하여 질병이 발생되고 음양이 분리(分利)되는 때에는 생명 또한 정지(停止)된다.

■ 음양실조(陰陽失調)의 치료원칙

음양(陰陽)이 편성하거나 편쇠하면 그로 인하여 질병이 발생한다. 이를테면 양사(陽邪)로 인한 발병은 양이 성하고 음이 쇠하여 상(傷)한 것이다.

이것을 열증(熱症)이라고 한다. 또 음사(陰邪)로 인한 병은 음이 성해지는 반면에 양이 상하게 된다. 이것을 한증(寒症)이라고 한다. 이런 경우는 성즉사지(盛則瀉之)하고 한은 열로 다스리고(寒者熱之) 열은 한으로 다스리고(熱者寒之) 음이 많으면 사하고(瀉之有餘)

부족하면 보해주는(補其不足) 음양평형(陰陽平衡)의 치료법칙을 취해야 한다.

② 부정거사(扶正祛邪)

질병이 발생하는 소인(素因)은 음양의 편성이나 편쇠 말고도 인체의 정기(正氣)는 인체의 기능활동과 항병능력(抗病能力)을 말하는 것이고 사기(邪氣)는 정기와 상반(相反)되는 것으로 인체에 유해(有害)로운 각종의 치병소인(致病素因), 즉 외감육음(外感六淫), 칠정(七情), 담음(痰飮), 어혈(瘀血), 식상(食傷) 등을 말하는 것이다. 인체의 정기가 부족하면 외사(外邪)에 대한 항변력(抗病力)이나 저항력(抵抗力)이 약하고 병사가 침입하는 역량(力量)이 인체의 정기를 초과하게 되면 질병이 발생하게 된다. 정기가 왕성하면 사기는 쇠퇴되고 병은 치유(治癒)되는 방향으로 호전되지만 반대로 사기가 정기보다 많게 되면 정기는 쇠퇴되고 병은 악화하게 된다. 질병의 치료는 정기와 사기의 일종의 투쟁과 같은 것이다.

1 부정거사(扶正祛邪)의 임상치료(臨床治療)의 원칙

질병치료의 요제(要啼)는 정기를 도와주고 사기를 제거(除去)해서 정사 쌍방의 역량(力量)을 유리한 쪽으로 변화시켜 전유(痊癒) 쪽으로 호전(好轉)되게 하는 일이다. 또 보허사실(補虛瀉實)은 부정거사(扶正祛邪)로 이끌어가는 법칙의 구체적인 응용이다. 정사 쌍방의 투쟁 중 양자(兩者)간의 성쇠의 정도는 같지 않고 그 병증도 동일하지가 않다. 그러한 투쟁과정에서 치료는 실증(實證)은 사

법(瀉法)을 취하고 허증은 보법을 취한다. 이때에 부정과 거사(祛邪)의 주차(主次)와 선후(先後)을 결정해야한다.

부정(扶正)은 정허(正虛)로 인한 사(邪)를 불성(不盛)한 병증에 적용하고 거사(祛邪)는 사실(邪實)이나 아직 정(正)이 상하지 않은 미상(未傷)의 병증에 적용한다. 또 부정과 거사의 동시응용은 정허사실(正虛邪實)의 병증에 적용하고 주차(主次)는 정허가 심한 자에게는 부정거사를 겸하고 반대로 사실이 심한 자에게는 거사에 부정을 겸한다.

단 정기허약(精氣虛弱)으로 견디기 어려운 자에게는 선부정(先扶正), 후거사(後祛邪)하여야 한다. 만일 병사가 심하고 정기가 허할지라도 병을 이겨낼 수만 있다면 먼저 거사(先祛邪)한 다음에 부정(後扶正)하는 것은 무방하다.

2 침구(鍼灸)에 의한 부정거사(扶正祛邪)의 작용

침구임상에서 보허사실(補虛瀉實)은 부정거사(扶正祛邪)의 법칙을 구체적으로 응용한다.

침구의 보허(補虛)와 사실(瀉實)의 주요과정은 침구수법과 수혈(腧穴)의 배오(配伍)의 두 방면에서 생각할 수 있다. 자구(刺灸)방면에 있어서는 대체로 침자보법과 뜸은 보법행위에 속하며 부정(扶正)의 작용이 있다. 침자사법(針刺瀉法)과 방혈(放血)은 사법의 범주에 속하며 거사(祛瀉)작용이 있다. 위와같은 내용들은 알고보면 간단하고 명료하나 전문성이 없으면 무슨 말인지 알기가 어려우므로 부족한듯하나 여기서 줄인다.

③ 경락소통(經絡疏通)

경락의 기혈실조(氣血失調)는 질병이 발생하는 원인을 가져오게 된다. 기혈이 몸의 안과 밖. 상하로 통하면서 장부의 조직과 생리기능을 조절하고 활동하는 작용을 한다. 정상적인 정황(情況)에서는 경락은 "내개장부하고 외유주리"(內槪臟腑, 外濡腠理)하며 인체의 정상적인 생리기능을 유지하고 유기적(有機的)인 정체(整體)을 이룬다. 그러나 일단 경락의 기혈이 실조하게 되면 인체의 정상적인 생리기능을 파괴하고 각종의 질병을 일으키게 된다.

1 경락기혈(經絡氣血)의 편성(編盛), 편쇠(偏衰)

경락의 기혈의 편성은 장부. 기관 및 순행부위의 기능항성을 일으키는 것과 유관하다. 예컨대 족양명경의 기혈이 편성하게 되면 소곡선식(消穀善食), 대변 건(乾), 구갈, 치조종통, 경종(頸腫), 후비 몸 앞쪽의 발열 등을 볼 수 있다.

반대로 경락기혈이 편쇠하게 되면 장부, 기관, 경락의 기능감퇴성 질병의 발생과 유관하다.

예컨대 족양명의 경기가 부족하게 되면 위통, 위한(胃寒),복통, 복청, 몸 앞쪽의 한율(寒慄) 등의 증상이 발생할 수 있는 것과 같다.

2 경락기혈(經絡氣血)의 역란(逆亂)

기혈이 역란하는 것은 기성유여(氣盛有餘)로 기혈이 상위(上位)로 상승하기 때문이며 탁담(濁痰)옹체가 위쪽에 끼어 청규(淸竅)가 몽폐(蒙蔽)하고 혼궐한다. 반대로 기혈이 모두 허쇠해도 기혈운행이 실조되고 노권(勞倦), 허기, 정지자극 등 병증이 발생한다.

동시에 기허로 인하여 혈액이 상승하지 못하고 청규실영(淸竅失營)으로 혼궐(昏厥)이 발생하기도 한다. 기혈이 사지에 이르지 못하면 궐증(厥證)이 된다. 또 경락의 기혈이 역란하면 기기(氣機)상승이 실상하게 되고 청기(淸氣)의 불승(不昇)으로 설사하게 된다. 또 탁기(濁氣)가 내려가지 못하면 상역(上逆)으로 구토하게 된다. 또 청탁(淸濁)이 혼란(混亂)하면 구토. 설사를 함께 할 수 있다. 이것이 곽란(癨亂)이다.

3 경락기혈의 조체(阻滯)

경락의 기혈이 막히면(阻滯)운행이 안되고 그로 인하여 동통(疼痛)이 발생한다. 이것을 "불통즉통(不通則痛)이라고 하는 것이다. 기혈운행이 막히면 경락이 실영(失營)되고 마비(痲痹)된다. 그렇게 되면 국부(局部)의 경맥기혈도 막히고 국부조직의 종창(腫脹) 또는 동통이 발생한다. 이의 치료는 막힌 경락을 소통시켜 기혈운행을 조리(調理)하는 일이다. 이것이 통즉불통(通則不通)으로 이어지기 때문이다.

(2) 침구(鍼灸)의 올바른 판단

오늘날도 집에서 가끔 고름을 짤 때나 가려운 부위에(침구치료에서는 이 부위를 아시혈(阿是穴)이라한다) 도구를 이용하여 긁기도 하고 콕콕 찌르면서 그 자극으로 시원함을 느끼는 행위를 해보았을 것이다. 침구요법은 여기에서 조금 더 발전된 것이라 생각하면 틀림이 없다. 금(金)침을 몸속에 박아 두기도하고. 몸속에 심어놓고 있다는 따위의 행위들은 어떤 특정인의 자의(自意)에 의한 것이지 본래의 침구와는 전혀 거리가 멀다 할 것이다.

몸속에 계속있는데 몸이 무슨 자극을 받아 치료의 효과를 볼수 있겠는가. 뜸을 뜬다면서 쑥 뭉치를 몸에 올려놓고 다 탈 때까지 두어 살을 태우는 우매함도 없어야 할 것이다. 이 같은 행위에 동참하는 일이 없기를 간절히 원하는 바이다. 침구술도 여러 다양한 방법들이 있다. 지금도 가정에서 급체로 배가 아프면 손가락 끝을 혈침봉(삼능침)으로 피를 뽑아서 위급함을 넘기는 것을 보게 된다. 이를 침구술에서는 자락요법(刺絡療法)이라고 하는 방법이다. 황제내경에는 "체표의 얕은 곳에 있는 혈관을 찔러 약간의 피를 짜내어 병을 치료하는 침법의 한가지이다"라고 되어있다. 또 손가락의 마디를 지나치게 많이 사용하여 아프면 그 부위에 쌀알 크기의 약쑥알갱이를 만들어서 침을 발라서 붙인 후불을 붙여 뜸을 뜨는 것으로 치료하기도 한다. 이러한 행위들은 가려우면 긁는 우리의 자각현상의 발전된 모습으로 사용에 제한을 두고 의사만이 할 수 있다 없다는 등의 말들이 과연 합당한 말인지 깊이 생각해 봐야 할 일이다.

❶ 침으로 응급처치

침자요법(針刺療法) 즉 침을 놓아 병을 고치는 것인데 응급처치에 사용하는 점자출혈도 침자요법의 한 방법이다. 이 방법에 의하여 열을 내려주고 혈액순환을 순조롭게 해주며 부은 것을 가라앉히는 것 등에 효과가 있는 것이 증명되어 침을 이용한 여러 가지 치료에 중요하게 쓰이고 있다. 상처를 내 피를 짜내는 방법이므로 자혈요법(刺血療法)이라고도 한다.

높은 집을 지을 때는 가장 높은 곳에 피뢰침을 세움으로서 낙뢰를 피하는 방법에 비유 할 수도 있지 않을까 생각된다. 갑자기 혈압이 상승하거나 졸도를 할 때에는 이보다 더 좋은 방법은 없을 것이다.

일침이구삼약(一針二灸三藥)이라는 말이 있는데 효과의 속도에서 만들어진 말로서 갑작스러운 병으로 위급할 때는 침으로 살리는 것이 가장 빠르다는 것이다. 갑자기(卒) 정신을 잃거나 심한 통증이 생길 경우 이 증상을 멈추게 하고 목숨을 구할 수도 있는 것이 점자출혈법이므로 바늘이나 옷핀은 물론 유리조각을 동원해서라도 특정부위를 찔러서 피만 조금 뽑으면 후유증을 최소화하면서도 빠른 회복을 기대할 수 있는 훌륭한 응급처치가 된다.

❷ 응급조치요령

혈침봉(삼능침)으로 점자할 때는 바늘의 깊이를 미리 조절한 다음 사용하고 다른 도구를 사용 할 때는 오른손에 삼능침을 대신할 도구를 연필 쥐듯이 잡고 침의 끝이 1~2mm 정도만 밖으로 나오게 잡는다. 다음으로 왼손의 엄지와 집게손가락으로 점자할 곳을 꼭 잡은 다음 침 끝으로 재빨리 찌르고 뺀 후 즉시 피를 두 방울 짜낸다. 피를 짜내고 난 후에는 마른 솜이나 휴지로 닦아 내며 알콜이 묻은 것으로 닦아내면 피가 멎지 않으므로 주의해야 한다. 조금 잘못하여 피가 세게 나오더라도 아무 해가 없으므로 당황하지 말고 즉시 점자 출혈한 부분을 꼭 눌러주면 된다. 한의학에서는 피는 기의 힘으로 혈관을 흐르고 있다고 보기 때문에 기의 흐름이 막히면 피의 흐름 또한 막혀 병이 생기게 되며 생명을 잃는 경우까지 오게 된다. 이때 막힌 기를 뚫어 주는 치료가 점자출혈이라고 할 수 있다.

잘 알면서도 한두 방울의 피 짜는 것을 두려워하여 응급조치를 하지 못할 때 훨씬 큰 대가를 치르게 된다는 것을 염두에 두어야 할 것이다.

(3) 병증의 치료

① **뇌졸중전구증**(중풍 맞기 직전)

뇌졸중전구증(腦卒中前驅症)은 고혈압이나 종맥경화증이 있는 사람들이 중풍에 걸리기 직전에서 수 시간 전에 겪는 여러 가지 증상을 종합적으로 칭하는 말이다. 이러한 증상이 나타날 때 제대로 구급조치를 하지 못하면 중풍에 걸리거나 생명을 잃거나 후유증으로 평생 고생을 하게 된다.

■ 원인

중풍이라고도 불리는 뇌졸중은 갑자기 뇌혈관에 급격한 변화가 생기는 것으로서 일반적으로 40세가 넘은 사람에게 생기며 평소에 혈압이 높았거나 동맥경화증이 있는 사람들이 잘 걸린다. 그 원인으로는 뇌혈관이 터지는 뇌출혈, 뇌혈관이 지방성 변화로 막히는 뇌혈전, 뇌혈관이 혈전덩어리로 막히는 뇌경색이 있다.

2 증상

- 눈앞이 캄캄해지면서 가슴이 답답하다.
- 뒷목이 뻣뻣해지면서 머리가 터질 것 같다.
- 속이 미식거리고 토할 것 같다.
- 손이 떨리고 몸이 떨리며 어지럽다.
- 심하면 몸이 비틀거리며 졸도한다.

위의 증상은 갑작스럽게 발생하는 경우가 많으며 2~30분을 경과할 때도 있다.

3 응급조치

병원에 가거나 구급차를 청할 시간적 여유가 없다는 것을 염두에 두어야 한다. 태음일 경우에는 곁의 사람이 두 손으로 병자의 양 손목을 잡아 두 어깨를 좌우로 요동시키고 또 병자의 두 발목을 잡아 굴신시켜야 한다. 태음인 중풍에는 어깨와 다리를 움직이는 것이 좋은 것이다. 소양인 중풍에는 병자의 수족을 요동시키는 것을 크게 꺼리며 사람을 앉혀서도 안 된다. 소음인 중풍에는 곁의 사람이 병자를 안아 일으켜서 앉히는 것은 좋으나 두 어깨를 요동시켜서는 안 된다. 그리고 수족을 주무르는 것이 좋다. 태양인은 소양인과 동일하게 해야 한다. 피를 내어야 할 곳으로는 증상의 호전 여부를 보아 가면서 열손가락의 끝에서 손바닥쪽으로 2mm 정도 떨어진 곳과 귀를 앞쪽으로 꺾었을 때 위쪽의 뾰족하게 나오는 곳과 열 발가락 모두의 발바닥쪽 끝단을 삼능침(없으면 바늘 따위)으로 찔러 피를 짜낸다. 손가락에서 발가락으로 다시 이첨(耳尖) 다시 설첨(舌尖)의 순서로 계속 점자한다.

증상이 완전히 멈추지 않았을 경우에는 구급차로 전문의에게 데려가는데 이때까지 체질에 따라 조치를 해야 후유증을 최소화 하는데 도움이 될 것이다.

② 음식을 먹다가 체했을 때

체증은 먹은 음식이 얹혀서 소화가 되지 않는 것이다.

일반적으로 음식을 잘 씹지않고 급하게 먹으면 체한다는 것은 누구나 알고 있는 상식적인 것이며 특히 육류나 찹쌀로 만든 떡 의 경우가 급체의 주범이다.

음식을 급하게 먹어서 대소변을 못 보는 등 심하면 혼수상태 가 되는 위급한 병이다.

■ 원인

식도에는 세곳의 좁은 협착부가 있는데 이 중에서 세 번째가 명치(횡격막)를 통과하는 부위이다. 식도와 위가 연결되는 부위로 위분문(胃噴門)이라 하며 괄약근이 있는 곳이다. 이곳에 잘 씹지 않고 삼킨 음식의 덩어리가 걸려서 위로 내려가지 못한 것의 증 상이 급체로 나타난다.

② 증상

음식을 먹고 있는 동안은 별 이상이 없으나 다 먹고 난후에 증 상은 다음과 같다.

• 명치뼈 뒤쪽 부분이 결리고 답답해짐

• 차츰 참기 힘든 고통이 옴

• 얼굴이 창백해지고 이마에 식은땀이 흐름

• 기운이 쭉 빠져 힘이 없어짐

• 손발이 싸늘해지고 심하면 정신을 잃고 쓰러지게 됨

이때 은급처치를 하지 않으면 식도에 막혀있는 음식물이 불어나 심장을 압박하고 이로인하여 심장의 박동이 멈추게 되어 목숨을 잃게 될 수도 있다.

3 응급조치

양손의 음지손가락 손톱의 안쪽(중지가 있는 쪽) 모서리에서 약 2mm 떨어진 점(손등쪽)을 경혈명으로는 소상(少商)이라 하며 피한두 방울을 짜내고 등을 탁. 친다. 이것은 식도에 얹혀있는 음식물을 떨어지게 하기 위한 것이다. 증상이 가라앉지 않으면 양쪽 발의 둘째발가락 발톱의 바깥쪽(중간 발가락이 있는 쪽) 모서리에서 2mm 떨어진 점(발등)을 추가해야 한다.

③ 사지가 갑자기 뻣뻣해질 때

갑자기 기절하여 인사불성 상태가 돼 시체처럼 굳어 버리는 증상이 있다. 자세히 보지 않으면 정말 죽은 것처럼 보여 이것을 시궐(尸厥)이라 한다. 보통 초상집에서와 문병객이 이러한 증상을 많이 보인다.

1 원인

심한 과로의 상태이거나 허약한 경우에 인척이나 가까운 사람이 갑자기 사고나 죽음을 당했을 때 감정의 급격한 변화가 마음의 쇼크로 나타나 혈액의 순환이 제대로 이루어 지지 않게되어 뇌로 가는 피가 부족하여지고 이로 인한 산소의 공급부족이 실신을 가져오게 된다. 증상이 가벼울 경우 오래지 않다 깨어나지만 의식을 잃은 상태가 길어지면 구급조치가 뒤따라야 한다.

2 응급조치

- 환자를 반듯하게 눕힌다.
- 음지발가락의 발톱 안쪽 각진 모퉁이에서 약 2mm 떨어진 점(은백) 발가락을 안으로 구부렸을 때 움푹 들어가는 중앙(용천)과 둘째발가락 발톱의 바깥쪽 각진 모퉁이에서 약 2mm 떨어진 점(여태)과 음지손가락 손톱의 안쪽 각진 모퉁이에서 약 2mm 떨어진 점(소상)과 손바닥과 손목의 경계에 있는 손목 주름의 안쪽 끝(신문)의 양쪽을 1mm 정도 찔러 피를 짜낸다. 점자 출혈 후에도 깨어나지 않으면 신속히 차로 병원에 이송한다.

④ 심하게 어지러울 때

대부분의 어지럼증은 누워 있다가 갑자기 몸을 일으키거나 앉은 자세에서 일어설 때 나타나는 일시적인 혈압변화가 원인이지만 그 외에 여러 질병이 원인으로도 심한 현기증이 올 수 있으므로 너무 빈발할 경우에는 신중한 검사와 정확한 진단을 받는 것이 매우 중요하다.

1 원인

현기증은 귀나 뇌, 자율신경 등의 이상이 있거나 심리적인 원인으로 나타나며 영양결핍으로도 나타나는데 몸의 어느 부분의 조화가 무너졌음을 몸이 직접 표현하는 수단으로 나타나는 증상이므로 신속한 조치와 정확한 진단에 의한 치료를 받아야 할 것이다.

2 응급조치

손바닥에서 세끼손가락과 약지가 갈라지는 중간부분(액문)과 새끼손가락의 손톱모서리의 안쪽 2mm점(소충)과 약지의 바깥쪽 손톱모서리 2mm점(관충)으로 손등 쪽이다.

⑤ 눈이 아프고 두통과 구토증이 동반될 때

갑자기 눈이 빠질 듯 아프고 심한 두통이 나면서 속이 미식거리는 증상이 생기는 것은 음식에서도 발병하지만 눈의 이상에서 오는 경우가 많으므로 예사로이 생각해서는 않된다.

1 원인

급성 녹내장에서 나타나는 증상으로서 시급한 대처를 하지 않으면 며칠 내에 시력을 잃게 될 수도 있는 위험한 병인 경우가 많다. 증상은 다음과 같다.

- 편두통이 생기고 눈이 빠질듯이 아프다.
- 메스꺼워 구역질이 나며 토하기도 한다.
- 안구결막이 충혈되고 각막이 뿌옇게 흐려진다.

• 동공이 크지고 푸른빛을 띤다.

• 전등을 쳐다보면 등 주위가 무지개처럼 보인다.

이러한 증상이 생기면 급성 녹내장을 의심해 보아야 한다.

2 응급조치

손바닥에서 손가락으로 갈라지는 중앙부분(팔사) 각 부분(4곳)과 집개손가락의 손톱 안쪽 모서리에서 2mm점(상양)과 엄지 발가락의 발톱 모서리 바깥쪽 2mm점(대돈)을 점자 출혈한다. 손과 발의 등쪽에서 본 점이다.

이외에도 많은 점자출혈 처치법이 있다 간단히 숙지 할 수 있을 뿐만 아니라 방법도 간단하여 누구나 쉽게 처치하는데 어려움이 없으므로 익혀 두어 유익하게 사용되기를 바란다.

3) 한의학(韓醫學)

한의학은 오랜 세월에 걸쳐서 발전을 거듭하면서 약물요법, 침구요법, 안마요법, 기공요법 등의 네 가지 요법으로 나뉘게 되었고 장상학설과 경락이론, 기혈진액이론 등의 응용과 중의학의 기초가 되는 황제내경에 의한 학문을 바탕으로 병증을 다스리는 것으로 일본에는 황한의학이 있고 우리나라에는 한의학(韓醫學)으로 민족의료의 중심을 차지하고 있다.

1986년에 漢醫學으로 표기하던 것을 韓醫學으로 바꾸어 사용하고 있지만 중국 한나라 때의 기본적인 이론체계와 임상의학의 제반내용에 뿌리를 두고 있다.

오랜 세월이 경과하면서 새로운 학문이 생겨나고 치료법도 점차 발전되어 허준의 동의보감과 같은 새로운 지식이 우리나라에서 정립되어 우리의 것으로 명명하여 사용하게 된 것은 바람직한 일이라 할 것이다. 그러나 이제마의 동의수세보원(東醫壽世保元)은 당시의 신분으로나 직업으로 볼 때 지금의 기준에서는 의원이라고 할 수 없는 사람으로 체질에 대한 연구자로 보아야 한다. 이런 체질이론을 받아들여 임상의 기준으로 삼으면서 우리의 민간 의술에 대해서는 강한 부정을 나타내는 것은 아이러니라 할 것이다. 지나친 전문성을 강조하면서 치료의 영역확대를 주저하는 집단이기주의적 발상으로 의료분야의 발전을 저해하는 요인으로 韓醫學이 비춰지는 것은 안타까운 일이 아닐 수 없으며 지금도 그러한 일들이 일어나고 있다. 발상의 전환을 통하여 새로운 의료발전의 기틀을 세워야 할 때이다. 어떤 분야든지 기술자는 보통의 전문적 지식을 가지고 있지 않으면 자기 분야의 일을 원만히 할 수 없음을 우리는 잘 알고 있다.

비행기의 조종사가 비행기의 구조를 이해하지 못하고 조종만할 수 없듯이 한의사가 전반적인 의료지식을 가지고 있는 것은 당연한 것이며 이로 인하여 한의학의 모든 분야를 모두 스스로 소유하고자 하는 것은 참으로 어리석은 생각인 것이다. 이러한 생각이 한의학의 발전을 가로막고 있지는 않은지 심사숙고해야 할 것이다. 분야별 전문가들이 함께 최고의 의료를 행하면서 공조체제를 이루어나갈 때 한의학의 미래가 밝아 올 것이다. 스스로 부족함을 알지 못하거나 알면서도 감추려고만 한다면 진정한 발전은 기대 할 수 없을 뿐만 아니라 미래도 보장받을 수 없다. 한약을 지어 주면서 어떤 원료가 사용되었는지 비밀로 하는 이상한 처방도 고쳐져야 한다. 지나친 것도 문제가 되지만 부족한 것은 더욱 큰 문제임을 자각해야 할 것이다.

시장에 오면 이것저것 구입하여 필요한 것을 마련할 때 장사꾼은 구입하는 사람의 마음를 움직여야 하듯이 한방도 사람을 가까이 둘 수 있는 방법을 택하기를 원하는 것이다. 한약재에도 각각의 성질이 있어서 체질에 따른 증상을 살펴 처방을 하고 약을 사용할 때는 금기는 없는지 잘 살펴서 배합을 한다. 약재의 성질을 크게 구분하면 다음과 같다.

1️⃣ 해표약(解表藥)　　　　2️⃣ 청열약(淸熱藥)

3️⃣ 사하약(瀉下藥)　　　　4️⃣ 거풍습약(祛風濕藥)

5️⃣ 방향화습약(芳香化濕藥)　　6️⃣ 이수삼습약(利水滲濕藥)

7️⃣ 온리약(溫裏藥)　　　　8️⃣ 이기약(理氣藥)

9️⃣ 소식약(消食藥)　　　　🔟 구충약(驅蟲藥)

1️⃣1️⃣ 지혈약(止血藥)　　　　1️⃣2️⃣ 활혈거어약(活血祛瘀藥)

1️⃣3️⃣ 화담지해평천약(火痰止咳平喘藥)　1️⃣4️⃣ 안신약(安神藥)

1️⃣5️⃣ 평간식풍약(平肝熄風藥)　1️⃣6️⃣ 개규약(開竅藥)

1️⃣7️⃣ 보허약(補虛藥)　　　　1️⃣8️⃣ 수삽약(收澁藥)

이 속에서도 다시 세밀하게 선택해야 하는 어려움이 병을 다스리는 자의 고민이 된다. 최근에는 각종 매체를 통하여 수집한 정보로 약을 함부로 처방하고자 하는 경우를 보게 되는데 이는 아주 위험한 생각이다.

4) 양의학(洋醫學)

우리나라의 근대화는 서구문명의 힘에 의하여 이루어짐으로서 그 영향을 받아 한때는 모든 풍조가 서양문물이 지배하는 시대를 보내기도 했고 어떤 분야에서는 지금도 현재진행형이다. 고대 그리스에서는 두 대립물에 의해 자연을 해석하였으며 또 음양이 태극(太極)에서 분리되었다고 하여 이원론을 일원론에 환원시키는 것과 천지(天地), 상하(上下), 원(圓)과 방(方:사각형), 홀수와 짝수 등 쌍을 이루는 여러 가지 사물의 개념을 각각 양과 음으로 나누고 같은 쪽에 속하는 것 끼리 서로 대응시키는 사고방식은 철학자인 아낙시만드로스의 아페이론과 피타고라스학파의 설에서도 볼 수 있다.

이 같은 서양의 대립개념은 서로 용납하지 않는 엄격한 대립인데 서양의학이 신체부위에 따른 각각의 전문의를 두고 또 새롭게 생겨나는 분야별 전문의로 담당하게 하는 것도 이 대립개념의 영향이라 할 것이다. 서양의 의료체계는 이비인후과, 비뇨기과, 피부과, 정신과, 성형외과, 정형외과, 외과, 내과 치과, 안과, 방사선과, 산부인과 등과 같이 세분되어 있고 고유의 영역에 다른 전문의는 침범하지 못하게 되어 있어서 환자들은 종합병원을 선호하게 되는 원인이 되고 있는데. 흔히 나무를 보고 숲의 건강상태를 짐작한다는 표현으로 양의학을 설명하고 있다.

그러나 예를 들어 눈병이 단순한 눈병에 그치지 않고 내부 장기의 병변에 의하여 나타났을 때는 치료의 시기를 자칫 놓칠 수 있는 맹점을 안고 있다. 지나친 세분화도 문제이며 한의학처럼 숲만 보고자 하는 것도 문제인 것이다. 그러나 양의학에서는 중요 질병의 치료는 종합병원에서 할 수 있는 체계가 갖추어져 있으므로 문제를 극복할 수 있으나 한의에서는 많은 한계를 보이고 있는 것이 안타까운 일이다.

이제 까지 살펴 본 바 참으로 많은 병증의 치료법과 치료하는 곳들이 있으나 여전히 환자는 넘쳐나고 있다. 오로지 스스로 건강한 삶을 영위하기 위한 실천만이 최고의 치료법이며 병으로 방황하지 않는 유일한 길일 것이다.

이상과 같이 병의 치료방법들에 대하여 살펴 본 바 자신의 정상을 잘 파악하는 것이 제일 중요하며 다음으로 어느 곳을 선택하여 치료를 받아야 할 것인가를 고민해야 할 것이다. 검사를 받기 위하여 가진 돈 모두 탕진하고 막상 치료비가 없어서 병의 치료는 하지 못하는 상황이 발생하지는 않아야 하지 않겠는가. 무조건 종합병원으로만 달려가는 일이 없어야 할 것이며 중한 병에 경솔히 대처하였어도 아니될 것이다.

모쪼록 아프지 않는 세상이 만들어지는 길이 활짝 열리는 날을 기대한다.

5) 십이정경(十二正經)과 경락(經絡)의 이해

(1) 경락학설

경락학설은 인체 내의 경락의 생리적 기능과 병리적 변화 및 장부(臟腑)와의 관계를 연구하는 학설로서 우리의 전통의술과 중의학(中醫學)이론체계의 중요한 구성부분이다.

경락학설은 옛사람들이 장기적인 의료(醫療)실천 속에서 침구, 안마, 기공, 추나, 등을 통하여 얻은 경험을 그 당시의 해부지식과 결부시켜 승화시킨 이론을 토대로 한 학설이다. 장상(臟象)학설. 기혈진액(氣血津液)이론. 병리학설등의 기초이론과 경락학설에 근거한 치료법을 확정하고 적용한다.

(2) 경락의 개념

경락은 인체 내의 기혈을 운행하고 장부와 사지(四肢)를 연계하며 상하(上下)와 내외(內外)를 소통하는 통로이다.

경락은 경맥(經脈)과 락맥(絡脈)의 통칭이다. 경(經)은 줄기를 말하고 락(絡)이란 경(經)에서 뻗은 지맥(支脈)을 말한다. 경맥은 대부분 깊은 부위에서 순행하고 락맥은 비교적 얕은 부위에서 순행한다.

(3) 십이정경(十二正經)의 음양경(陰陽經) 분류

경맥은 12정경(正經)과 기경(寄經)의 두가지로 나눌 수 있다. 정경은 수족3음경(手足三陰經)과 수족3양경(手足三陽經)을 합쳐서 12경맥이라 하며 기혈운행(氣血運行)의 중요한 통로이다. 12경맥은 시작과 끝이 있고 일정한 순행부위와 교접(交接) 순서가 있으며 지체 내에서의 분포와 주행에도 일정한 규칙이 있어 인체 내의 장부와 직접적인 락속(絡屬)관계를 가지고 있다. 기경에는 독맥, 임맥, 충맥, 대맥, 음교맥, 약교맥, 음유맥, 양유맥 등 8개의 맥이 있다. 기경은 12경맥을 통솔 및 연락하고 조절하는 중요한 작용을 한다.

12정경(正經)은 음양(陰陽)으로 나뉘고 다시 손과 발의 바닥과 등에 각각 삼경이 흘러 온몸의 구석구석을 샅샅이 운행하면서 소통하는 통로이다. 이 경맥을 따라 수개의 경혈이 있다. 이것은 추상적인 것이 아니며 또한 복잡하지 않고 간단하다. 경락치료라는 말과 이와 유사한 말들로 상업적인 언어에 사용될 만한 것이 아님을 재차 강조하는 것은 몸의 상태의 판단기준으로서 활용되어야 할 한 부분이기 때문이다.

침구치료(鍼灸治療)에서는 반드시 잘 알지 못하고는 치료를 행할 수 없으며 일반인에게는 전통의술에 대한 상식으로 기억하기를 바란다.

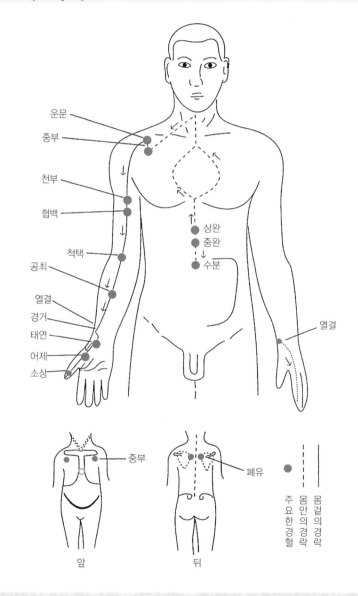

운문
중부
천부
협백
상완
중완
수분
척택
공최
열결
경거
태연
어제
소상
열결

중부

폐유

주요한 경혈　몸 안의 경락　몸 겉의 경락

앞　　　　　뒤

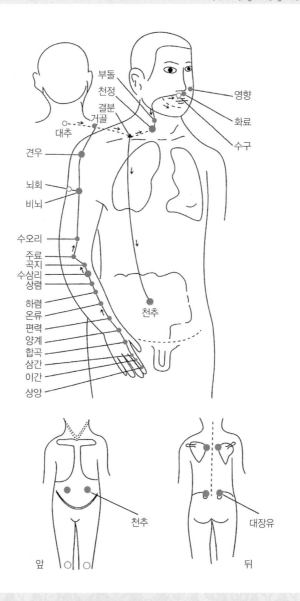

부돌
천정
결분
거골
대추
견우
뇌회
비뇌
수오리
주료
곡지
수삼리
상렴
하렴
온류
편력
양계
합곡
삼간
이간
상양

영향
화료
수구

천추

천추

대장유

앞   뒤

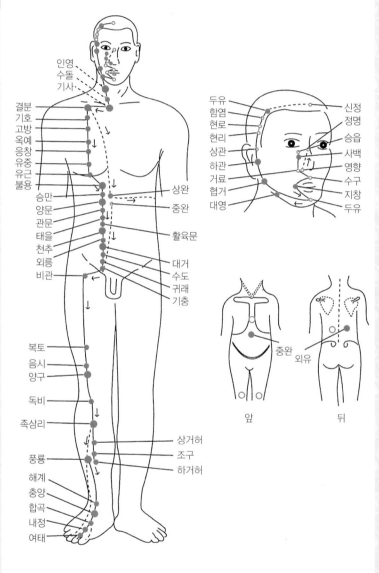

인영
수돌
기사

결분
기호
고방
옥예
응창
유중
유근
불용

승만
양문
관문
태을
천추
외릉
비관

상완
중완

활육문

대거
수도
귀래
기충

복토
음시
양구

독비

족삼리

상거허
조구
하거허

풍륭

해계
충양
합곡
내정
여태

두유
함염
현로
현리
상관
하관
거료
협거
대영

신정
정명
승읍
사백
영향
수구
지창
두유

중완
외유

앞   뒤

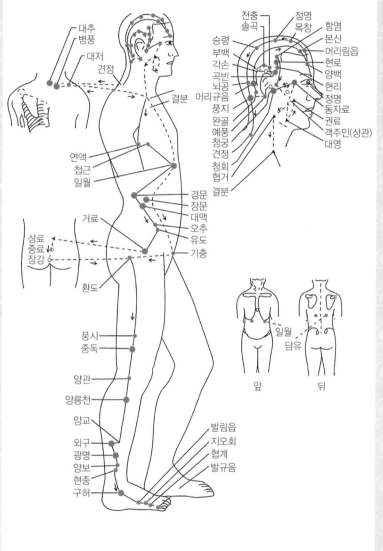

대추
병풍
대저
견정
결분

연액
첩근
일월

거료

상료
중료
장강

환도

풍시
중독

양관

양릉천

양교

외구
광명
양보
현종
구허

천충
솔곡
승령
부백
각손
곡빈
뇌공
머리규음
풍지
완골
예풍
청궁
견정
청회
협거
결분

정영
목창
함염
본신
머리림읍
현로
양백
현리
정명
동자료
권료
객주인(상관)
대영

경문
장문
대맥
오추
유도
기충

일월
담유

앞   뒤

발림읍
지오회
협계
발규음

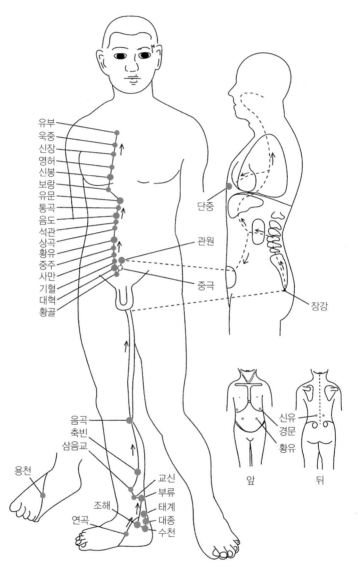

유부
욱중
신장
영허
신봉
보랑
유문
통곡
음도
석관
상곡
황유
중주
사만
기혈
대혁
황골

단중

관원

중극

장강

음곡
축빈
삼음교

용천

교신
부류
태계
대종
수천

조해

연곡

신유
경문
황유

앞   뒤

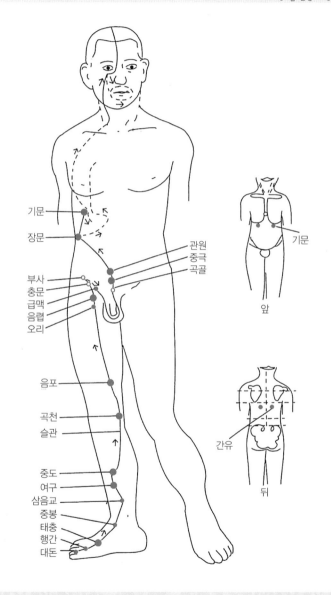

기문

장문

관원
중극
곡골

부사
충문
급맥
음렴
오리

기문

앞

음포

곡천
슬관

간유

중도
여구
삼음교
중봉
태충
행간
대돈

뒤

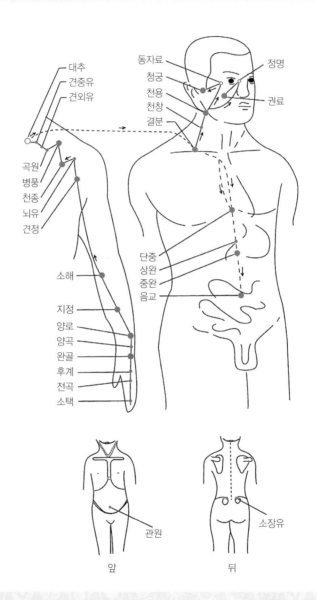

대추
견중유
견외유

동자료
청궁
천용
천창
결분

정명
권료

곡원
병풍
천종
뇌유
견정

소해

지정
양로
양곡
완골
후계
전곡
소택

단중
상완
중완
음교

관원

소장유

앞

뒤

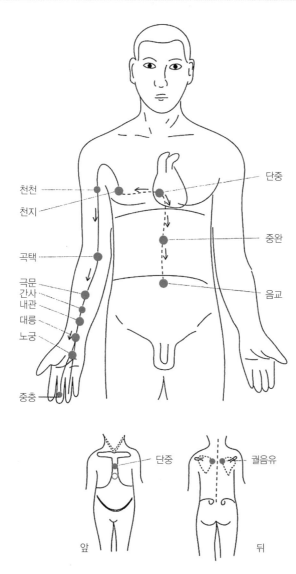

천천
천지
단중

중완

곡택

음교

극문
간사
내관
대릉
노궁

중충

단중 궐음유

앞 뒤

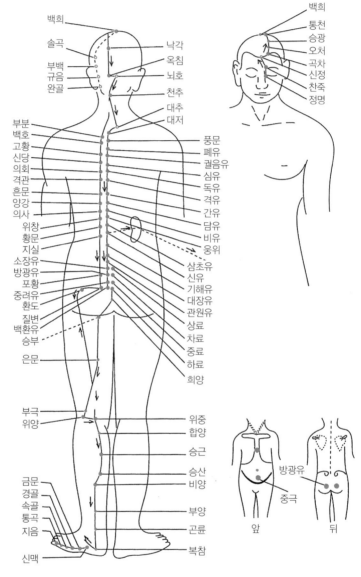

백희
솔곡
부백
규음
완골
낙각
옥침
뇌호
천추
대추
대저

부분
백호
고황
신당
의회
격관
혼문
양강
의사
위창
황문
지실
소장유
방광유
포황
중려유
환도
질변
백환유
승부
은문

풍문
폐유
궐음유
심유
독유
격유
간유
담유
비유
웅위
삼초유
신유
기해유
대장유
관원유
상료
차료
중료
하료
희양

부극
위양
위중
합양
승근
승산
비양
부양
곤륜
복참

금문
경골
속골
통곡
지음
신맥

백희
통천
승광
오처
곡차
신정
찬죽
정명

방광유
중극
앞
뒤

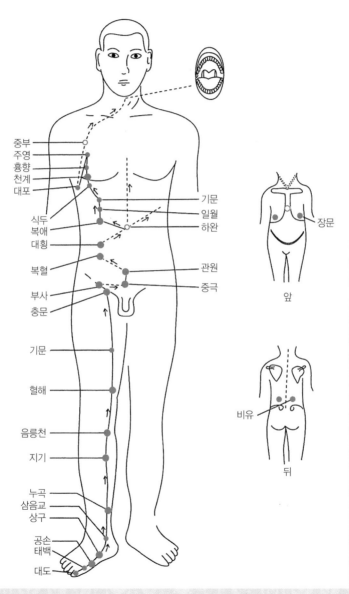

중부
주영
흉향
천계
대포

기문
일월
하완

식두
복애
대횡

복혈

부사
충문

관원
중극

기문

혈해

음릉천

지기

누곡
삼음교
상구

공손
태백
대도

장문

앞

비유

뒤

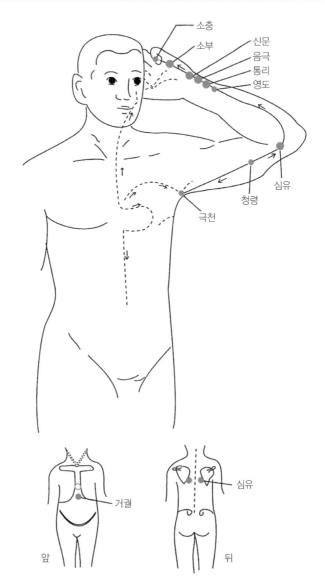

11 심, 심경(족소음심경)

소충

소부

신문

음극

통리

영도

심유

청령

극천

거궐

심유

앞

뒤

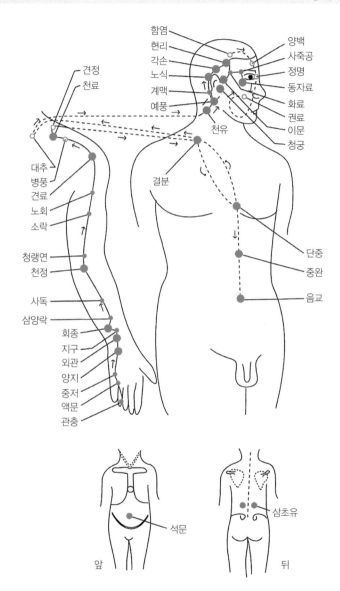

함염
현리
각손
노식
계맥
예풍

양백
사죽공
정명
동자료
화료
권료
이문
청궁

천유

견정
천료

결분

대추
병풍
견료
노회
소락
청령연
천정
사독
삼양락
회종
지구
외관
양지
중저
액문
관충

단중
중완
음교

석문

삼초유

앞

뒤

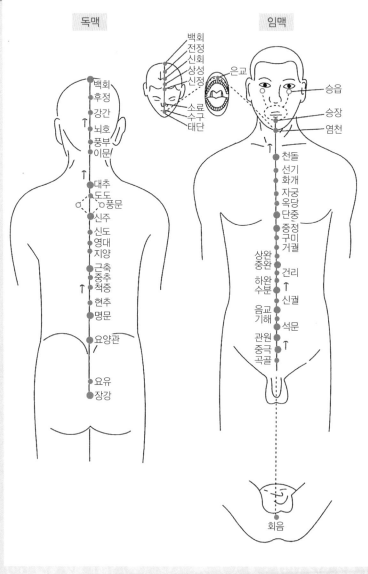

독맥

임맥

백회
후정
강간
뇌호
풍부
아문
대추
도도
풍문
신주
신도
영대
지양
근축
중추
척중
현추
명문
요양관
요유
장강

백회
전정
신회
상성
신정
소료
수구
태단
은교
승읍
승장
염천
천돌
선기
화개
자궁
옥당
단중
중정
구미
거궐
상완
중완
하완
수분
건리
신궐
음교
기해
석문
관원
중극
곡골
회음

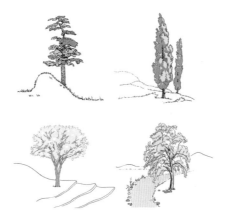

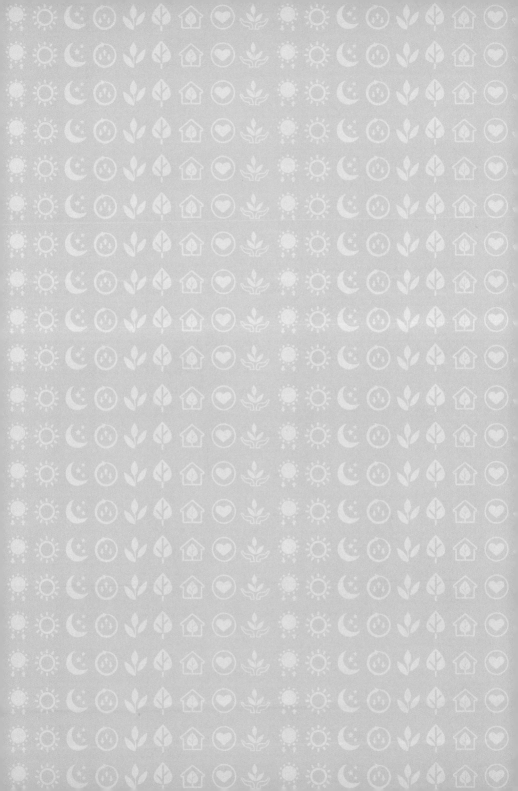

CAPTER 03
{ 건강한 삶 }

태양인

체형의 특징 ▶ 여러 가지 체형이 있는데 이는 마치 아열대지역에는 여러 종류의 동·식물들이 분포되어 있는 것과 같다.

음식물 ▶ 밥으로는 일반쌀과 보리쌀을 섞어서 먹고 반찬은 채소류를 섭취하고 과일을 많이 먹는 것이 좋다.

소양인

체형의 특징 ▶ 눈과 눈 사이가 가까워 집중력이 뛰어나다. 이는 사계절이 뚜렷한 온대지역의 계절적 변화에 적응하기 위함이다.

음식물 ▶ 밥으로는 일반쌀과 보리쌀을 섞어서 먹고 카레나 전분이 많이든 음식을 피해야 한다. 반찬은 돼지고기나 미나리처럼 찬 성질의 동식물이 좋다.

태음인

체형의 특징 ▶ 부드러운 인상이며 하체가 실하다. 이는 지표면의 온도가 낮은 한대지역에 적응하기위함이다.

음식물 ▶ 밥은 찹쌀과 보리쌀에 견과류를 넣은 혼식이 좋다. 반찬은 고기와 뿌리채소를 위주로 하는 것이 좋다.

소음인

체형의 특징 ▶ 날렵하고 민첩하며 유연한 체형으로 이는 열대지역의 높은 온도에서 나타나는 습도의 변화에 적응하기 위함이다.

음식물 ▶ 밥은 찹쌀과 일반쌀을 섞어서 먹는 것이 좋고 보리 쌀은 피해야 한다. 반찬은 뿌리채소나 닭고기와 같은 따뜻한 성질의 동식물이 좋고 생강과 파와 같은 향기가 나는 양념을 사용하는 것이 좋다.

① 현대인의 생활건강

현대인의 삶의 풍성함의 원천은 인간이 필요로 하는 소재의 다양성에서 찾을 수 있다. 광물을 비롯한 여러 종류의 자원들이 개발되어 다양한 원재료들이 늘어나면서 다양한 직업군이 생겨났다. 이로서 온갖 종류의 물건들이 탄생하게 되고 이들의 활용에 의하여 음식물의 가공법도 참으로 다양해졌다. 가공된 음식물의 보관기간은 무한대로 늘어나고 자연에서는 얻을 수 없는 좋은 맛으로 즐거움을 선사하여 늘 새로운 것들을 찬미하게 한다. 자연에서 얻는 맛보다 소량만으로 훨씬 뛰어난 맛을 내면서도 저렴한 가격으로 만들 수 있는 요리들을 현대인들은 손쉽게 얻을 수 있다. 이처럼 풍성한 현대인의 생활과 함께 찾아온 더욱 무서운 질병들은 어디에서 온 것일까?

주위의 60대에 속한 대부분의 사람들은 고혈압으로 인한 약을 비롯한 두 세가지의 약을 먹지 않는 사람을 보기 어렵고 병원에는 다쳐서 오는 사람보다는 성인병으로 오는 사람이 더 많은 세상이 되었다.

한 때는 라면계라 하여 여러 사람이 돈을 몇 달씩 모아서 라면으로 회식을 하기도 했다. 이후로 라면은 중요한 식품으로 널리 사용되고 있지만 오늘날의 과학적 분석으로 중요 첨가물 중에는 인체에 유해한 재료가 사용되고 있음이 밝혀지고 있다. 이보다 먼저 우리의 몸으로 증거한 예를 보면 산골에서 밭에서 자란 것들만 먹은 사람이 라면을 먹으면 얼굴의 눈 주위와 허벅지에 부스럼이 나서 가려움으로 한 달가량 고생을 한다. 입술은 마르고 피부에는 습기가 없이 거칠기만 하다 잠시 아토피 피부병이 생겼다. 요즘 어린아이들이 아토피 피부가 되어 피가 나도록 긁어도 가려움은 사라지지 않는 고통이 얼마나 힘든지 절실히 느끼게 하는 좋은 체험의 시간을 갖는다.

그러나 도시에서 늘 생활하는 사람은 이해하기가 힘들기도 할 것이다. 심지어 함께하면서 이 모습을 본 주위의 사람들도 그 사람을 향하여 몸의 저항력이 약하여 그 같이 되었다고 한다. 이 사람들은 라면을 먹어도 이상을 느끼지 못하는 것은 다행스러울지 모르나 내면을 보면 지방간의 보유자이며 고혈압으로 인한 약을 먹고 있다. 이를 비유로 설명하면 깨끗한 물에 극히 소량의 불순물만 들어가도 확연히 들어나지만 혼탁한 물에는 불순물이 어느 정도까지 들어가도 잘 알 수 없는 것과 무슨 차이가 있는가. 우리가 일상적으로 먹는 현대의 기술로 만든 첨가물의 제조는 영양학적으로나 의학적으로 훌륭한 음식재료라 할지라도 우리의 몸은 인위적으로 만든 것의 영양분과 자연에서 얻는 영양분의 구분을 명확히 할뿐만 아니라 인위적으로 만들어질 때의 영양분의 생성과정도 잘 알아서 분석하여 걸러낸다는 것을 명심해야 한다.

어떤 식물을 먹으면 우리의 몸속으로 들어와 온갖 과정을 거치면서 필요한 영양소를 걸러내어 적제적소에 공급하여 힘으로 사용하기도 하고 비축해 두기도 하는 것이다. 이때 우리의 각 기관은 이 식물이 성장한 장소와 주위의 환경까지도 감안하여 흡수하고 배설시키는 능력이 있음을 알아야한다.

자연에서 자란 것조차도 이와 같이 명확히 구분하여 반응하는데 어찌 인위적으로 만들어진 것들을 알지 못하며 가공한 것을 알지 못하여 몸의 밖으로 배출하고자 하지 않을 수 있을까? 가공된 음식물에 첨가된 방부제와 표백제 혹은 조미료를 사용한 음식물을 섭취하고도 아무런 증상이 나타나지 않는다면 이미 몸의 감각기관들의 기능이 저하되었음을 인지해야한다. 그러나 몸의 기능의 회복은 어려운 일이 아니다. 생존본능을 따라 우리의 몸은 끝과 쉼이 없다. 각 기관은 가장 생존하기에 유리한 모습으로 갖추어져 있음으로 잠시만 기회를 주면 말끔히 회복되어 있다. 그럼에도 불구하고 한시도 틈을 주지 않고 지치도록 계속되는 유해한 음식물의 섭취로 제자리를 잃어버리고 몸의 방황을 재촉하기 때문에 맑은 기운을 찾지 못하게 된다.

음식물에서 영양분을 흡수하는 몸의 모습을 공장에서 제품을 생산하는 과정에 빗되어 설명하면 체질을 고무신을 만드는 생산공장이라고 할 때 가장 적합한 재료는 고무일 것이다. 만약에 비싼 신발을 만들 욕심으로 가죽을 재료로 들인다면 구두를 만들 수는 있겠으나 엄청난 수고와 시간이 소요되고 이로 인한 힘의 손실이 막대하게 발생할 것이다. 고무신공장은 좋은 공장이 아니고 구두를 만드는 공장은 좋은 공장이다. 라는 식의 판단은 잘 못된 것이다. 서로 다른 제품을 만들어 내는 공장일 뿐이다. 눈에 보이는 것으로 판단하려고 하는 마음을 바꿔야 한다. 공장의 모습이 다른 것처럼 사람의 몸도 각자의 몸의 구조에 조금씩 차이를 보이는데 이는 만약 기(氣)의 저장고인 폐가 큰 사람이 고기(高氣)를 계속 먹으면 몸이 아프지 않고 배겨 낼 재주가 없는 것과 같다. 적은 량의 기(氣)가 함유된 음식물을 필요로 하는 몸의 구조인 사람은 소화기관이 길어서 식품의 영양분이 각종의 장기들을 장시간 지나면서 흡수되어 진다.

반대의 음식물을 섭취할 때의 일어나는 일들은 공장에서 제품을 생산하는 것의 어려움과 비교할 수 있겠는가? 체질에 따른 음식물의 유해함과 무해함에서도 이와 같은데 가공된 음식물이나 유해물질이 함유된 음식물일 때야 더 무슨 말을 할 수 있겠는가? 병자를 입원시키는 것은 여러 가지 이유가 있지만 그중에서 병이 난 곳으로부터 분리시켜 줌으로서 환경의 변화를 꾀하는 방법을 사용하듯이 가공된 음식의 연속적인 섭취에서 가끔은 벗어나는 지혜로움이 현대의 풍요를 이용하는 것이다.

온갖 물질문명의 풍요로움이 우리의 발걸음을 바삐 재촉하며 생각의 공간마저 차지한다. 자아의 여유로운 쉼터가 다양한 지식의 굴레에 잠식되어 시간의 흐름을 원통해 하는 현대이다. 이제부터 각박한 현실이라 하더라도 진실된 마음으로 나 아닌 주위를 통한 소득이 생겨남을 느끼는 감사함이 필요한 삶을 갈망한다.

인간의 삶의 기본인 의식주가 위협을 받는 풍요의 세상에 나는 식(食)의 문제를 풀고자 한다. 고래(古來)로부터 지금까지 상한 음식 먹고 탈난 적은 있어도 좋은 음식 먹고 탈난 적은 없는 세상을 살았건만 이제는 믿고 먹는 좋은 음식으로 탈이 나고 병에 걸리는 세상이 되었으니 이렇게 악한 세상이 풍요의 세상인지 알 수가 없이 되었다.

우리는 오감으로 사물을 판단하는 감각기관을 가지고 있는데 최근에는 아로마 테라피라고 하여 식물에서 풍기는 향기로서 질병의 치료까지 하고자하는 시도가 행하여지고 있다.

음식물에 있어서의 식물의 향기 역시도 음인과 양인이 좋아하는 것과 몸에도 유익한 것이 있는데 박하향과 같은 다소 진하고 톡 소는 향은 양인에게 유익하고 방아의 향은 음인에게 유익함이 들어나는데 향기를 쫓아 이들을 지나치게 많이 먹으면 머리카락이 빠지는 즉 탈모현상이 오는 것을 보았다.

현대인의 식생활의 특징 중 하나는 여러 종류의 음식물을 소량씩 먹는다. 심지어 주식인 밥을 지을 때에도 여러 가지의 곡물들을 혼합하여 잡곡밥으로 만들어 먹는데 이렇게 하지 않으면 싱겁다고 하여 맛이 없단다.

지금도 정해진 날에 잡곡밥이나 죽을 끓여 먹는 풍습이 전해지고 있지만 이들은 단순히 옛것일 뿐 그 가치는 상실되었다. 필요한 식재료는 계절에 관계없이 무엇이든 구할 수 있는 여건이 갖추어진 오늘날의 식단은 그야말로 풍요의 결정판이라 해도 무방하다. 그러나 그런 식단으로 인하여 목에는 신물이 자주 올라 오는 역류병이 발생하고 가슴이 답답하여 소화제에 의존하며 계속되는 설사로 경제활동은 아예 접고 사는 사람이 늘어나는 까닭은 무엇일까? 풍요를 누리는 것이 아니라 풍요에 지배당하고 있지 않은지 깊이 생각할 때이다. 여러 가지의 곡물을 섞어서 밥을 지어도 다행히 곡물이 모두 체질에 맞아 먹음으로 건강해 진다면 참으로 감사한 일이겠으나 수종의 곡물을 사용했는데 어찌 요행만 바라고 있겠는가. 우리의 주곡인 쌀과 보리를 재료로 밥을 지어먹는 것이 가장 현명한 일일 것이다. 범람하는 건강보조식품과 의약품이 필요했던 시기는 지금보다 오히려 그 옛날 가난하여 영양실조의 삶을 산 사람들에게 간절히 필요했던 물질들이지 않는가.

오늘날 부족함이 없는 오히려 지나친 영양공급이 이루어지는 식단의 위에 각종 영양제, 건강보조식품이 왜 올라와야 하는지 설명할 길이 없다. 옛 사람들의 욕심의 상징처럼 조롱거리가 되었던 당뇨병을 가진 사람이 범람하지만 부끄러워 할 줄 모르는 모습이 비단 유교적 도덕관에 얽매인 사람의 시각의 교만함이라고 탓할 수 없는 것은 우리의 아둔함과 세상사의 험악함의 결과가 아닐까. 보잘것없어 보이는 잡초는 온갖 풍상에도 견디는 힘으로 끝없이 생명을 이어 가지만 비닐하우스 속에서 곱게 자란 아름다운 화초는 쉽게 시들어 죽어 버리는 교훈을 잊어버리지 말아야 한다. 가난이 시련을 극복할 힘이 되며 안락함이 소멸의 첫째 조건이 된다.

녹용이나 인삼, 웅담과 같은 값비싼 약재들을 계속해서 먹는 것은 자기의 목숨을 단축시키는 좋은 방법이니 나의 내부 장기가 비닐하우스 안에서 자라는 화초와 같은 모습으로 거친 음식 앞에서 제대로 움직여줄 힘 있는 장기는 없을 것이다. 거친 음식이 맛좋고 부드러운 음식보다 더 소중한 것은 나의 생명과 연결된 끈과 같은 것이기 때문이다. 영양부족으로 야윈 사람은 간단히 회복시킬 수 있으나 비만으로 배가 나오고 뚱뚱하게 살찐 사람의 병의 치료는 무던히도 어렵고 때로는 불가능하기도 하다. 역시 과하면 화를 불러오게 되는 것이 자명해진다. 인위적으로 만들어진 음식을 멀리하고 지나치게 좋은 것을 탐하지 말고 과하게 먹지 않는 것이 나의 건강을 지키는 식단이며 현대인이 유념해야할 평범한 이치이다.

② 현대인의 정신건강의 미학

잔잔한 호수에 조그만 돌멩이를 던지면 그 중심으로부터 물결이 퍼져나간다.

호수가 나의 마음이라면 여운은 감성의 자극이다. 얼음으로 덮인 호수에 던져진 돌의 여운은 기대할 수 없고 데워진 호수는 증발하는 수분으로 주위가 물방울로 덮인다. 물결의 모습이 언제나 동일하지 않다. 주위의 여건에 따라 호수의 받아들이는 모습이 상이(相異)하듯 우리의 마음도 주위의 형편에 따라 천차만별의 차이를 보인다. 마음이 마음으로 남아있지 않으며 감성의 흐름도 마음이 없음으로 기준점이 없이 혼란스럽다. 오직 자신이 결정한 윤리와 도덕과 삶의 잣대와 분별과 징벌과 포상으로 가려질 수 있다면 나의 마음은 언제나 한자리에 머물게 되어 감성적 판단은 흐트러짐이 없을 것이다.

그러나 복잡 다난한 현대의 생활여건에서 나의 마음에만 의지하여 행하는 것들이 대중 속에서 정당성을 확보하기란 쉽지 않음을 느낀다. 이는 마음의 근본인 나의 신(神)이 정(精)에 머물며 이성의 바다가 되어 감성으로 나아가는 정에게 깊은 멈춤의 기회를 마련해 주기 때문이다.

감성은 자신의 가치관에 의한 판단과 분별을 가지고 통제와 절제에 저항하는 본성이다. 본성의 내면에는 번뇌의 산실이 있고 칠정의 조절기능이 있다.

마음의 근본이 되는 느낌의 변환기술이 상호간의 갈등을 잠재우고 평온을 찾아가는 길이고 오늘을 살아가는 현대인에게 절실하게 필요로 하는 재주이다. 마음의 변환기술을 익히게 하는 학문으로 공자로 비롯된 유가의 인위도덕과 노자로 비롯된 도가의 무위자연, 삿다르타로 비롯된 불가의 중도(中道), 한비로 비롯된 법가의 법, 술 · 세 · 예수로 비롯된 기독교의 사랑과 같은 사상과 종교에서 배울 수도 있을 것이다. 이들은 감성의 움직임인 감

동으로 이성의 철저한 복종이 이루어짐으로서 편안한 느낌의 생
각으로 순화과정을 이루게 하고자 한다. 이러한 학문과 종교라는
외부의 힘을 빌려 자신의 감성과 이성의 타협을 이루어 외부적
으로 타인과의 만남에서 현재의 최상의 결과와 미래에도 신뢰가
남아 있도록 정신세계가 느낌의 전달을 시도하지만 가식(假飾)으
로 자신을 포장하는 지식의 한계는 감정의 격동으로 들어난 본
색이 더욱 나쁜 결과를 가져오고야 마는 솔직함이 염려된다.

시간의 흐름에 따른 자연의 무한한 변화를 통한 지식, 서적의
기록에 의한 간접적 지식, 체험에 의한 직접적인 지식의 습득의
많고 적음은 인격의 재료에 불과함을 알 수 있다. 습득 된 지식
으로 어떤 모습의 인격이 들어나게 만들 것인가는 나에게 있다.
예를 들어 어떤 사람이던 가난하고 배가 고파 도둑질을 한 사람
의 진심이란 어떤 것일까. 잘한 일은 아니지만 부득이 할 수밖에
없었다고 말할 것이다. 이는 자신이 행하는 일에는 언제나 정당
성이 있고 올바르다는 판단 하에 시행하기 때문이다.

잘못의 경중은 있겠으나 마음의 움직임에는 경중이 없다. 그
렇게 밖에 할 수 없었다고 말하는 것은 나의 하고자하는 것에는
경중(輕重)이 있지만 마음의 결정에는 경중이 없다고 생각하기
때문이다. 조금 돌아가야 하지만, 조금 힘들지만, 조금 하기 싫지
만, 조금 무시당하지만, 이 길밖에는 없을까 마음의 문을 두드리
는 여유와 같은 마음의 경중도 함께 고려한다면 잘, 잘못의 판단
의 무게는 달라질 것이다. 지식은 외부로부터 들어온 것들이며

지나간 과거이다. 지식을 산더미보다 더 많이 소유하여도 나의 것은 없다. 나는 현재를 살고 있기 때문이다. 느낌은 양심의 소리에 민감하게 작용하여야 땅의 백팔번뇌와 감성의 예민함의 종에서 벗어날 수가 있다. 나의 생각의 정당성보다는 나 외의 다른 사람의 생각이 나의 양심의 소리가 된다. 우리가 사는 세상은 필요의 세상이다. 나는 무엇인가 필요한 것을 찾아서 끊임없이 움직인다. 소유의 만족함을 찾기 위하여 더 많은 지식의 습득과 더 높은 욕망의 달성으로 유·무형의 소유의 만족에 도달하고자 달려간다. 그러나 정작 찾은 것은 모든 사람 사이에 모두 있거나 있었던 것들이며 허비한 시간의 보상으로는 너무나 초라하게 닥아 온다. 나의 찾는 것은 있는 것들의 소유에 연연하지 않고 현재 있는 것으로 타인을 위한 새로운 것들에 정성을 기울일 때 저절로 나의 정당함이 타인이 인정하는 부러움이 되고 저절로 높은 곳에서 감사의 찬사가 있을 것이다. 마음의 상처는 몸에 가시를 남긴다.

예민하여 수용하는 그릇은 작아지고 상처가 덧날까. 누가 건들이지나 않을까. 대항의 자세에서 놓임 받지 못한다. 마음의 문은 몸에 붙어 있는 입(口)이다. 상처는 들어 나야 치료 할 수가 있다. 문 앞에 가시를 깔고 굳게 닫아걸면 치료 할 수가 없는 것이다. 마음은 혼자만 소유한 것이 아니고 모두에게 있다. 입에서 나오는 것은 불빛과 같아서 환히 보이며 마음으로 옮겨가서 상처의 크기를 가름하게하고 치료의 길을 보이게 한다. 자신에게

만 마음이 있어서 상하고 다치는 것이 아니요 모든 사람에게 동일한 마음이 같은 자리에 있으며 몸이 하나이듯 마음도 하나이다. 만인이 가시를 보고 피하려고만 하지 말고 손을 내밀어 가시를 뽑아주고 상처의 아픔을 이해와 사랑으로 치유의 은사를 베풀기에 인색치 않은 세상을 소망한다. 물이 방울이 되어 하늘에서 내려와 만물을 적시며 생명의 근원이 되고 땅속 깊은 곳에 스며들어 다시 모이면 땅위 높은 곳으로부터 솟아나와 깊고 넓은 강 까지 오랜 시간에 걸쳐 흐른다. 이는 마치 우리 인간이 남,여가 만나 결혼하여 아이가 생겨나 엄마의 태중에서 자라다가 세상 밖으로 나와 인생의 여정을 시작하는 모습과 비유할 때 우리에게 많은 교훈을 준다.

이 물은 작은 골짝기의 틈을 따라 흘러다가 조그만 옹달샘을 이루어 잠시 여정을 멈추고 쉰다. 이는 아이가 성장하며 엄마의 젖에서 벗어나 새로운 음식에 길들어 지면서 맵기도 하고 짠 음식에 적응하는 단계에 다다름과 같다. 물이 머물 때 오염이 되면서 혼탁해지는데 인간이 사용하기 위해서는 정화의 과정이 필요하듯 아이에게는 이제부터 옳고 거름의 교육이 시작된다. 잠시 머문 물은 조금 더 깊고 넓은 골짜기를 만들며 흐르면서 산의 높았던 곳에서의 모습과 변화된 아래의 모습을 체험한다. 자연적으로 흐름의 길이 조성되어 있어서 스스로 행로를 정할 수 없음을 알게 된다.

자녀의 교육과 보호를 부모에게서만 받을 수 없는 환경이 아

나를 알게 하는 재미있는 체질이야기

이에게 만들어 진 것이다. 부모의 입장에서는 모두 자신이 아이에게 베풀고 싶으나 환경이 허락하지 않음으로 아파하지만 이는 결코 아이의 입장에서는 성장과정의 한 부분일 뿐이다. 스스로 오가는 알지 못하는 여러 모습의 다양한 새들과 짐승들, 곤충의 모습들은 호기심을 키우고 이들은 먼 훗날 가르쳐 주지 않았던 지식이 되어 지혜의 바다를 만들어 준다. 다시 물은 여기저기서 모여든 개천(開川)을 이루게 되고 이로 인하여 더욱 오염되어 그냥은 먹을 수 없는 상태에 이른다.

아이들은 성장하여 더 크진 사회생활에 적응하여야 하며 함께 살아가야하는 법을 배우고 무리 속에서 역할과 역량을 체험하고 서서히 사회의 일원이 되기 위한 자아의 형성이 시작되는데 우리는 이를 이유 없는 반항으로 자신이 이미 겪은 과정을 잊고 현재의 자신과 같은 모습을 아이들에게 주입하고자 하고 있지 않는지 생각해 봐야 할 것이다. 자아의 형성이란 먼저 보고 듣는 것들에 대한 부정으로부터 출발하여 자신의 생각과 행동의 정당성을 확보하고자 하는 초기의 성장통으로 시간의 경과에 따라 사람과 사물을 대하는 요령과 이용의 가치를 배워나간다. 형성의 시간을 지나면 성장의 과정이 오고 어떤 모습으로 성장했느냐에 따라 영향력을 끼치는 모습이 그 사람의 가치로 평가받게 된다. 물은 다시 여러 지류가 합류하면서 거대한 강을 만들며 흘러간다. 이때는 골짜기를 따라 흐를 때와는 판이한 모습의 흐름을 보인다. 조그만 바위나 돌을 지날 때의 격랑은 사라지고 잠잠

하게 흐르다가 큰 지형의 변화를 만나면 빠르고 세차게 쓸고 지나간다.

그릇의 크기에 따라 채워진 지성이 인격으로 나타나고 품성이 품격으로 조합되면서 변화에 적응하고 반응하는 모습들이 주위에 영향력을 발휘하면서 둘 혹은 셋에 미치고 열 혹은 백에게 끼친 영향이 기억되고 각인되어 세인들에게 이야기 거리가 된다. 흐르던 물은 자신과는 전혀 다른 물과 만나 뒤섞이면서 소독되어 저도 함께 다른 물이 되어 다시 하늘로 상승하는 시간을 기다리며 그동안 온갖 나무며 돌과 흙들 각종의 동물들과 생선, 생활 폐수, 쓰고 버린 찌꺼기들로 더러워 지고 섞어 오염되었던 것들을 토해내고 나면 출렁이는 물결과 함께 점점 깊은 곳으로 이동한다. 토해 놓은 갯벌에는 많은 생명들이 이것을 먹이로 약육강식의 순서를 따라 생명이 탄생되고 소멸되며 다시 태어나기를 반복한다. 자연의 이치를 따라 세상에 형체를 갖추고 고락을 맛보며 지나쳐온 세월들이 쌓여 후세에 전해지고 생명이 다시 전달되어 꾸준히 보존되어 영원한 삶이 보존되어 나간다.

나의 공(功), 과(過)는 후세들에게 전하여 지고 때로는 지팡이로 사용되기도 하고 좋은 교훈 혹은 나쁜 교훈으로 훈육하는 소중한 자료가 된다. 맹목적일 것만 같던 물의 흐름도 우리의 삶을 되돌아보게 하는 재료로 사용되는데 하물며 이세상의 모든 잡다한 것들도 소용없이 있는 것이 무엇이 있겠는가. 이 때문에 오늘의 나는 무엇을 하고 있는가라는 질문을 매일 이어가야 한다. 질문에 떳떳하게 대답할 수만 있다면 하루는 보람되다. 그러나 사람의 존재가치는 무리 속에서 조화로움의 극대화를 위하여 자신이 해야 할 일을 충실히 하는 것이다. 이는 태어나면서부터 짊어지고 나온 의무이다. 현대의 지치고 힘겨운 삶도 지나면 과거가 되는 것이므로 오늘 충실히 즐거운 마음으로 누리며 살기를 간절히 소망한다. 사랑이란 내일 일에 희망이 있고 지나간 날들은 은혜로 기억되도록 오늘 영광으로 세워 주는 것이다. 항상 사랑으로 포근히 감사 안아 주는 만인이 있는 세상을 꿈꾼다.

③ 현대인의 의복

인간 삶의 기본중의 하나인 입는 것에서 가장 중요하게 작용하는 것은 현대에는 색깔과 무늬와 모양이다. 이전에는 재료가 의복의 중요한 선택의 요소였으나 현대에는 재료는 계절에 따라 적합하게 만들어져 있어서 본인의 취향에 따라 선택하기만 하면 되기 때문에 중요하게 취급되지 않는다. 옛날에는 일반인들 사이의 옷 색깔은 평상시에는 흰색이 전부였고 특별히 예복으로 색깔이 있는 옷을 입을 정도였다.

그러나 현대인들은 자신의 몸매에 따라 모양을 만들고 때로는 특정인의 옷 모양과 유사하게 만들어 입는다. 현대인들은 우리의 조상들이 비누도 없던 시절에 흰옷을 왜 고집했는지에는 별

관심이 없다. 옛 조상들의 남성복 상의의 모양은 어깨와 팔의 위치 구분이 없이 만들어져있다. 양복이나 서양인의 옷은 어깨와 팔의 위치구분이 명확하게 만들어져 있는데 이는 어깨와 겨드랑이 부분의 넓이가 차이가 심하기 때문이다. 가장 뚜렷하게 동서양의 의복의 복식에서 사람의 체형의 차이가 들어난다. 여자의 옷은 여성청결과 건강에 가장 비중을 두고 옛 사람들은 옷을 만들었는데 예를 들어 고쟁이는 치마의 안에 입는 옷으로 생식기를 중심으로 앞뒤로 길게 찢어 놓아 외부의 공기가 들락거리게 하고 처마를 입음으로서 순환을 돕는 역할을 하게하여 효과를 높이는 복식으로 만들어졌다. 그러나 시대의 흐름을 따라 변화되면서 현대에 와서는 남녀의 복식의 구분이 어려울 정도로 비슷한 모양을 띄는 것은 건강보다는 멋과 편리성에 치중한 결과이다.

옛것을 답습할 필요는 없지만 좋은 점은 고려된 의복을 만들면서도 현대의 감각에 맞는 모양과 멋을 살린 의복을 입은 모습을 보고 싶다. 모자는 머리를 보호하면서 멋도 함께 살려 품위를 더하는 좋은 의복이지만 머리는 자신의 모습을 상징함으로 상대에게 인사를 하거나 중요한 실내의 자리에서는 모자를 벗는 것은 상대에게 자신을 낮추는 예의이다. 그러나 모자를 벗지 않고 인사를 하거나 주요한 예의를 표하는 실내의 자리에서 모자를 쓰고 있는 사람들을 보게 된다. 여러 이유들이 있겠으나 상대편은 이해하기보다는 말은 하지 않아도 모자를 서고 인사를 하거

나를 알게 하는 재미있는 체질이야기

나 밥을 먹는 등의 행위를 하는 사람을 향하여 무지하고 격이 없음으로 자신뿐만 아니라 함께한 자녀까지 스스로 무시당하고 있음을 명심해야 할 것이다.

이처럼 의복은 그 사람의 품격이 들어나는 중요한 생활의 일부분이다. 건강의 관리에 있어서도 옛날이나 지금 현대에서나 동일하게 체질에 따른 색깔의 옷을 입어야 자신이 건강한 생활을 누릴 수 있다는 것은 영원하다. 이는 약한 것을 보완하기 때문이다. 다만 현대의 다양한 패션에 따른 외부의 옷의 색깔까지야 고집할 수 없지만 가능하다면 지키는 것이 좋을 것이다. 지킬 수 없다면 속에 보이지 않는 내의와 그 외의 옷은 태양인은 연두색으로, 소양인은 검은색으로, 소음인은 붉은 색으로, 태음인은 흰색의 옷을 입으면 좋겠다. 외부의 옷 중에서 동일한 모습의 옷을 자신에게 맞는 색깔의 옷으로 바꿔 입고 다른 사람에게 물어보면 전보다 조금 더 건강하고 멋있다는 말을 반드시 들을 것이다. 태양인과 소양인에게는 양복이 잘 어울리고 태음인과 소음인은 한복이 잘 어울린다. 이는 어깨의 모양에서 비롯된 것이다.

④ 현대인의 식생활

옛날에는 쌀과 보리를 혼합하여 밥을 짓고 반찬은 채소를 여러 가지 양념으로 버무려 맛을 낸 것은 상에 올리고 부엌에서는 큰 그릇에 밥과 반찬으로 버무려 먹었다. 옛 여자들의 삶은 시간과의 전쟁의 연속인 고달픔이었다. 일어나 밥 짓고 물동이로 물 길러오고 빨래하고 아이 키우고 반찬거리 준비하고 남자일 뒤수발하고 길쌈하고 어른들 보살피는 일 이외의 허다한 일들로 참으로 바쁜 나날을 살았다. 이런 가운데에서도 모진 병에 시달리는 사람은 없었던 것은 식생활이 건강했기 때문이다.

우리나라의 여성 대부분이 태양인이고 보면 건강한 삶을 살 수 있었던 것이 우리의 식단에서 반찬이 채소 위주에 있었던 것이다. 현대여성들은 집안일보다는 외부의 일을 하는 사람들이 훨씬 많다. 많은 문명의 산물들이 집안의 일들을 대신하고 그 대신 돈을 요구한다. 밥을 집에서 지어 먹기보다는 밖의 음식을 먹을 때가 많고 가공된 음식으로 끼니를 때우는 경우 또한 많은 것이 사실이다. 이와 같은 처지로 말미암아 아이들도 밖의 음식에 길들여져서 우리의 전통음식을 멀리하는 현상까지 왔다. 남자는 대장암, 위암환자로 넘쳐나고 여자는 유방암, 갑상선암이 1~2위를 다투는 것이 우연이 아닌 것이다. 위장은 모든 음식물이 들어와서 저장되고 점차적으로 소화되는 기관임은 누구나 알고 있는 사실인데도 음식물에서 문제를 찾기보다는 병이 난 후에야 치료에 온 정성을 다하여 매달리는 모습은 처절하기까지 하다. 먼저 지금까지 먹은 음식으로 병이 났으니 바꾸는 것이 제일 우선일 것이다.

유방에 암이 발생했다면 암이란 덩어리이니까 젓이 뭉친 것이니 유제품의 섭취가 병의 원인 중에서 가장 근접해 있는 것은 불 보듯 빤한 이치가 아닌가. 우리는 항상 밥과 반찬으로 음식을 먹는데 밥의 재료인 곡물은 뇌의 활동에 사용되고 반찬의 재료인 식물은 배속에서 소화되어 영양소는 가슴에서 폐로 들어가 대부분이 피부의 세포에 사용되기 때문에 정신노동이 많을 때에는 밥의 량을 적당하게 조절하고 질을 좋게 하며 피부를 곱게 하고자 한다면 반찬에 주의를 기울여야 할 것이다.

　과학으로 인한 편리한 삶이 오히려 무서운 질병에 도달하게 하는 현실 앞에 선 현대의 음식문화를 신구(新舊)의 조화로움으로 변화시킬 수 있으면 얼마나 좋을까. 모든 사람이 자신의 체질을 알아서 음식을 섭취하고 식품을 취급하거나 만드는 사람도 양심에 따라 행하는 음식문화를 기대해 본다. 현대의 잘못된 식생활이 바뀔 때 아이들은 안경을 끼지 않게 되고 어른은 독한 병에서 멀어질 것이다. 태양인은 채소 위주의 반찬과 과일을 많이 먹고 소양인은 소식(小食)을 하되 돼지고기를 자주 먹고 이때 마늘을 곁들어 많이 먹어 주며 소음인은 찰진 곡물의 밥을 지어먹고 반찬은 비늘이 있는 생선과 뿌리채소와 잎채소를 잘 사용하면 좋고 태음인은 찰밥과 적당량의 육식과 함께 된장국과 같은 단백질이 많은 반찬이 좋다.

　기계를 오래 사용하기 위해서는 적게 사용하면서도 빨리 원하는 목적을 달성하는 것이다. 이를 위하여 기계를 효율적으로 사용해야 한다. 우리의 몸도 이 기계의 사용법과 같이 몸 안으로 들어온 음식물을 신속하게 힘으로 변환시켜 각 기관에 전달함으로서 위장의 부담을 줄이고 힘을 전달 받은 기관은 무리가 가해질 틈이 없어짐에 따라 노화가 일어나지 않아 외부의 나쁜 기운에 대항하는 힘은 더욱 강해 질 것이다. 몸에서 분비되는 소화액의 성질이 체질에 따라 달라서 음식물에 따라 소화력에 많은 차이를 보임을 명심해야 할 뿐만 아니라 음식물을 잘 선택하여 섭취해야 하는 것이 이처럼 중요하다.

⑤ 현대인의 주거환경

집을 건축할 때 흙과 돌을 건축 재료로 가장 많이 사용되는 방식은 세계적으로 우리나라가 단연 으뜸이다. 그러나 이것도 옛말이 된지가 오래다.

바닥은 돌을 깔아 구들을 놓고 벽은 돌과 흙으로 촘촘히 쌓을 때 흙에는 볏짚을 함께 설어 넣어 원적외선의 방사와 금이 가는 것을 동시에 예방하고 지붕은 나무를 걸치면서 형태의 멋을 고려하면서도 풍수(風水)의 해를 가장 적게 받도록 설계하고 위에는 다시 흙으로 보온을 한 후 흙으로 정성껏 빚어 고온에서 구어 만든 기와를 촘촘히 질서정연하게 깔아 모양을 갖추고 가장 높은 곳에는 수개(數箇)의 기와를 포개어 기와의 전체를 보호하는 우리의 전통한옥의 모습은 수천년 세월 속에서 나름대로 연구되어 조성된 것이다.

외형의 크기에 비하여 사용상의 효율성이 떨어지는 것은 대륙성 기질이 가미된 다소 허풍스러운 모습이 현대의 공간효율을 중시하는 생활공간의 활용과는 거리가 있고 많은 수작업에 의하여 이루어지는 어려움으로 멋과 전통을 살리기보다는 경비의 절감과 공기(工期)에 더욱 중점을 두어 세계 여러 나라의 건축법의 수집과 정보의 공유에 의하여 자신의 여건과 환경을 고려한 다양한 양식의 집들이 지어지고 있다. 그러나 산과 들 음지와 양지 습지의 구분이 없이 오직 생활여건과의 접근성에만 중시하는 모습과 건축양식과 내부의 활용과 멋에만 치중하는 것 등에서 옛것이 무시된 현대가 건강한 모습인가를 뒤돌아보는 지혜가 단순한 시간의 낭비에 불과한 것인지 생각해 볼 일이다. 집을 짓기 전에 여러 각도에서 고려해야 할 것들을 옛 사람들은 아주 중요하게 생각했는데 우선 대부분의 국민은 가난하여 스스로 약한 상태에 처해있음을 직시하고 최소의 건축비로 집을 짓고 이를 관리하는데 필요한 노력의 최소화와 사용 시의 효율의 극대화, 안전성, 냉난방의 간편성, 연료비의 최소화, 위생의 청결성과 같은 생활에 간접적인 영향을 끼치는 일보다는 시간이 걸리더라도 건축경비의 절감과 난방에 이용되는 연료의 다양한 이용과 식구의 수에 맞는 공간의 크기 등의 직접적으로 영향을 끼치는 부분들에 중점을 두었다.

이와 같은 집을 지을 때에도 제일 먼저 땅의 위치였다. 명당(明

堂)에 우선 터를 마련했는데 명당은 밝은 곳의 집이라는 뜻으로 하루 종일 햇빛이 잘 들고 습하지 않은 곳을 찾았다. 지금도 남아있는 촌마을을 돌아보면 남쪽편에 마을이 조성되어 있음을 알게 된다. 서쪽은 겨울에는 골짜기를 따라 찬바람이 남쪽보다 많이 불고 우물을 서쪽 땅에 파야 물이 잘나온다. 그래서 양동이로 물을 길러서 먹어야함에도 집터를 남쪽으로 택한 까닭은 무엇일까. 바람(風)에서부터 이어져 내리기 시작한 비(水)는 산천을 흠뻑 적시며 온 땅을 쓸고 지나간 후의 자리에는 모든 것이 텅 빈 상태로 남아 새로운 수고로움을 요구한다. 이는 가난한 살림살이에 엄청난 재앙이다.

또 산간에 초막을 짓고 살아가는 가난한 삶에 산불(火)은 얼마나 무서운 일인지 짐작할 수 있지 않은가. 이와 같은 어려움을 미연에 방지하고 긴 시간을 안락하게 살 보금자리 선택의 조건으로 풍수(風水)와 화(火)를 피할 수는 없겠지만 피해를 가장 적게 당하면서도 이를 적절히 이용할 수 있는 곳을 선택하는데 최선을 다한 것이다. 이를 사람의 눈에 보이는 지형의 형상과 방위를 가지고 오늘날 정설의 해석이 분분한 풍수지리설을 학문으로 가르치지만 학문과 실지 땅의 모습이 보는 사람의 시각에 따라 터의 길흉(吉凶)이 판이한 경우도 있으니 차라리 자신에게 좋게 보이는 곳의 수맥의 흐름과 풍수해에 안전한 곳인가. 주위로부터 생활의 불편은 당하지 않을 곳인가를 살펴보고 햇볕이 잘 들고 물 빠짐이 좋은 곳에 집터를 잡는다면 거짓 풍수지리설에 현

나를 알게 하는 재미있는 체질이야기

혹되지는 않을 것이다. 집터로 고른 땅이 만에 하나 무덤이었을 수도 있으니 이런 점도 고려하면서 자신의 형편과 처지에 어울리는 집을 지어면 족하지 않을까. 옛말에 정낭(지금의 화장실)과 처가는 멀수록 좋다는 속담이 있는데 헛간이나 뒤뜰과 같은 건물의 위치 설정에 신중했음을 알 수 있다.

그에 비하여 현대에 와서는 건축법의 발달로 장소에 크게 구애받지 않고 집을 지울 수 있는 기술이 발달한 연유도 있겠지만 지형의 모양이나 위치에 따른 풍수(風水)가 사는 사람에게 미치는 영향에 대해서는 전혀 무심한 판단 까닭일 것이다. 근래에 이르러 수맥으로 인하여 여러 가지 질병이 발생하고 기계가 고장이 나서 막대한 손해가 발생하는 등의 피해가 생겨 갖가지 방법으로 문제를 해소하고자 하고 있다. 처음 고층아파트가 세워지던 시기에는 5층 이상의 높이에는 지력이 미치지 못하여 사람에게 좋지 않다는 여러 논문이 발표되기도 했는데 이후에는 조용히 입을 다물었다. 아침에 산위에 올라 긴 띠를 두른 먼지층이 어느 위치에 걸려 있는지 눈으로 확인해 볼 수도 있다. 이 밖에 불이 난 고층빌딩에서 뛰어내리는 모습을 보면서 현재 우리가 처한 모습에 주의를 기울여 보아야 한다. 어쩔 수 없는 현실 앞에 순종하기보다는 더 나은 길을 찾아야 할 것이다.

우리나라의 토질이 석회암이 많이 함유되어 있어 미이라가 없다는 것은 이미 잘 알고 있다. 건축 재료로 사용되는 시멘트는 석회암을 분쇄한 것이다. 시멘트를 이용하여 건축물의 바닥

에서부터 지붕까지 집의 외부는 모두 시멘트로 이루어진다. 이
속에서 생활하는 사람의 뼈가 아무런 영향을 받지 않을 수 있을
까. 이처럼 아파트에서부터 주택에 이르기까지 시멘트로 집을
짓고 그 속에서 사람이 살아가는 오늘의 현실이 답답하기만 하
다. 태양인과 소양인은 동향이나 동향에 가까운 집터가 편하게
하고 태음인과 소음인은 남향의 집이 편하게 해 준다.

⑥ 현대인과 운동

　겨울에는 농구나 배구와 같은 실내운동이 주로 펼쳐지고 봄,
가을로는 실외운동을 하는데 각자가 좋아하는 경기를 찾아 관람
하면서 대리만족을 즐긴다.

　남녀노소 모두 직접 운동을 즐기는데 우리의 생활수준이 향상
되어 연세가 많은 분들에 적합한 게이트볼과 같은 경기장이 만
들어져 있어서 언제나 참여할 수 있고 젊은 사람들은 축구와 같
은 조금 과격한 운동으로 열정을 발산하기도 한다. 또 기(氣)의
울체(鬱滯)와 정체(停滯)를 푼다는 여러 가지 체조를 실내에서 모
여서 행하기도 하고 수영장에서 수영을 즐기기도 하는 등 건강
을 위한 여러 가지의 운동을 하고 있다.

　두 사람 이상이 같은 운동을 할 때는 편을 나누어 시합을 함으
로서 운동에 집중하는 효과를 거두는 것으로 생각하고 즐긴다.

나를 알게 하는 재미있는 체질이야기

그러나 시합은 경쟁이 이루어지고 각가지의 기술이 사용되면서 여유로움은 사라지고 집착으로 빠져든다. 경쟁은 승리를 목적으로 한다. 여기서 일의 모습을 보자 특정한 일을 잘하는 사람은 숙련된 사람이다. 육체적인 숙련은 반복으로 이루어진다. 즉 사용되는 근육을 반복적으로 사용하여 숙달시키는 것이다. 자연히 사용 되지 않는 근육의 힘은 많이 사용되는 근육으로 이동한다. 이와 같은 과정이 반복되면 힘의 균형이 무너져서 각종 병증이 우리의 몸에서 나타나게 된다. 이를 직업병이라고 한다.

이 같은 현상을 방지하고 감소시키기 위하여 운동을 하는데 운동 가운데서의 경생은 또 다른 일을 하는 것과 동일한 결과로 마음의 해방감은 충족할지 모르지만 몸은 오히려 피곤함만 더 할 뿐이다. 운동의 이치를 알고 게임을 하면 즐거움과 건강도 함께 얻을 수 있다. 일이란 사용되는 근육을 연속적으로 사용하면서 훈련시켜 일의 효율성을 극대화하여 생산성을 높이는 것과는 달리 운동은 일을 하면서 피곤해진 근육을 풀어주고 사용되지 못했던 근육을 사용하여 한쪽으로 치우쳐있던 근육의 힘을 균형있게 조절하여 모든 근육에 활력을 주어 근육의 힘을 고르게 만들어 나감으로서 몸의 병과 같은 저항세력에 맞서는 힘을 길러가는 과정이다.

일을 할 때에도 체질에 따라 편한 자세가 다르다. 이 때문에 체질에 따른 운동법도 다를 수밖에 없다. 몽골과 한국은 씨름이고 일본은 스모인데 이 둘은 넘어드리기이다. 즉 허리와 다리의 버티는 힘세기를 겨루는 것이다.

이와는 대조적으로 서양의 대표격인 운동으로 골프를 들 수 있는데 팔과 어깨의 힘과 허리의 비트는 힘과 집중력을 겨루고 있다. 겨루기 위해서는 약한 허리부위를 강하게 만들어야 하는 원리를 이용한 운동법이다. 운동이 직업인 특출한 운동선수는 일처럼 하지 않고 게임에 이기기 위하여 노력하는 사람이다. 평상시의 생활에서 모든 근육을 고루 사용하고 게임에서도 순간적으로 반응하게 하는 능력자인 것이다. 즉 평소에 충분한 운동이 되어 있는 것이다. 농경사회였던 옛날에는 일을 하기 위하여 도구를 준비하는데 낫과 도끼는 갈아야하고 삽은 들고 가야하고 지게는 짊어지며 소의 고삐를 잡고 논, 밭까지 이동해야 하기 때문에 온 몸의 근육이 고루 사용되는 효과를 얻어서 달리 운동이 필요치 않았지만 현대의 일터까지의 이동은 발달된 교통수단에 의지하고 팔 혹은 머리의 사용만으로 일이 이루어짐으로 근육의 사용이 적어지거나 편중되고 음식은 연하고 부드러우며 맛 좋고 영양가가 풍성한 것으로 3끼를 채우고 있다.

힘의 소비는 근육의 사용에서 제일 많이 일어나는데 현대인의 대부분의 시간을 차지하는 일에서의 근육의 사용량은 극히 미미하여 식사로 생기는 힘의 여분이 지나치게 많아지면서 비만으로 이어지는 것이다. 즉 농경사회에서의 3끼 식사는 정보화 사회에 속한 오늘날에는 너무 많다는 것이다. 3끼를 먹는 습관은 얼마든지 바꿀 수 있다. 살면서 먹는 즐거움을 줄이고 무슨 낙이 있

나. 라고 반문하는 사람에게는 먹는 시간에 옛날에 없던 온갖 즐거움을 선사하는 운동을 하면 배나 더 즐거워질 것이라는 사실을 일깨워 주고 싶다. 여기에다가 상에 차려진 고정된 음식 앞에 있기보다는 자신의 체질에 맞는 간식으로 즐긴다면 금상첨화가 아니겠는가. 운동에는 음인의 운동과 양인의 운동법이 다르다. 예를 들어 동양인의 춤은 곡선미를 중심하여 굽혔다 펴는 동작으로 멋을 내고 서양인의 춤은 뻗은 상태로 이동하는 율동(律動)으로 멋을 낸다.

이러한 연유로 앞쪽으로 굽히는 동작이 많은 운동은 양인의 운동이 되고 뒤로 저치는 동작이 많은 운동은 음인의 운동법이 된다. 양인 즉 태양인과 소양인은 허리와 팔 다리를 자주 굽혔다 폈다 해주는 것이 좋고 음인 즉 태음인과 소음인은 허리와 등을 뒤로 저치는 동작을 하여 평소에 잘 하지 않는 동작을 해 줌으로서 운동이 되는 것이다. 현대는 계절에 맞는 많은 종류의 운동들이 있다. 그러나 잘하는 특정인이 하는 모습이 마치 자신이 잘하는 것처럼 대리만족을 즐길 뿐 대부분은 구경하는 것으로 운동을 대신하고 있다. 오히려 자신이 할 수 있는 기회를 잃는 꼴이 된다. 구경하는 시간에 자신이 조금 못하더라도 직접 즐기며 운동을 하는 것이 자신을 건강하게 하는 길이다. 그러나 지나친 운동은 활성산소의 량을 증가시켜 수명의 단축을 가져올 수 있음을 명심해야 한다. 무엇이든 과하면 화를 불러오는 것이 세상의 이치이다.

⑦ 현대인의 마음관리

　마음의 가장 무거운 짐은 없는 것을 있다고 하는 것이다. 없어진 자리는 비워져 있는 것이 아니고 새로운 것들이 자리를 매워준다. 새로운 것은 지나간 것들이 그러했던 것처럼 싹을 내고 꽃을 피우며 즐거움으로 시간을 기쁘게 하는 힘이 된다. 그래서 지나간 것들은 언제나 아름답게 느껴진다. 과거는 비어 있는 것이고 추억은 과거 이후의 것이다. 복잡하고 분비며 무질서하고 혼돈으로 가득 찬 오늘날의 하루는 함께 흘러가는 여러 사람과 동화되어야하고 순응해야 한다. 서로 인정하고 때로는 동조하는 것이다. 혼자만의 생각에 적극적으로 나아가면 한순간 마음의 상처를 받아 낙망하여 모든 것으로부터 피하려고 하는 은둔의 마음이 생긴다. 사람으로 살면서 말하지 않고 혼자서 가만히 있기를 좋아하는 사람이 어디에 있겠는가. 어울려 이야기하며 희로애락(喜怒哀樂)을 나누면서 무리가운데 살아가는 것이 인간의 본래의 모습이다. 혼자 있을 수 없는데도 혼자 있는 것은 혼자 있지 않고 다른 무엇인가와 함께 있기 때문이다.

　이들은 가만히 있지 않고 중얼거리며 누군가와 대화를 하는 것처럼 보인다. 은둔의 마음은 마음의 깊은 상처를 치유하지 못했을 때 생긴다. 예를 들어 자신의 처지를 인정하는 마음이 생기기 전에 심한 모욕이라고 느끼는 감정을 아무런 방어도 할 수

　　　　　　　나를 알게 하는 재미있는 체질이야기

없이 당할 때, 자신이 잘못한 것을 인식하고 있는 것을 지나치게 꾸짖고 학대할 때, 누명을 써서 다른 사람의 잘못을 자신이 한 것으로 오해 받을 때, 경쟁에서 진 것을 인정하지 못하고 분에 할 때, 자신보다 강(强)한자들이 계속해서 괴롭게 하고 천대할 때, 거짓된 말에 속아서 자신의 소중한 것을 잃거나 폭행을 당하고도 대항할 수 없을 때, 스스로 자신이 한 일이 정당하고 인정받을 만한데도 무시당할 때 등의 깊은 상처는 오직 진정한 위로와 격려와 바른 충고와 애정 어린 사랑만이 거짓이 자리한 마음을 치유할 수 있다.

거짓된 위로는 거짓된 것밖에 할 수 없다. 거짓된 것이란 없는 것을 있는 것처럼 꾸며 감추는 것이다. 상처의 치료는 보여야 가능하다. 우울한 마음은 과거에서 온다. 우울한 마음의 가장 두려운 대상은 현재이다. 현재를 과거에 묶어 두려는 마음의 모습이 우울증이다. 우울한 마음에는 현재가 없다. 우울증의 치료는 과거로부터 벗어나는 것이다. 치료 방법은 과거를 좋은 추억으로 만들어 주는 것이다. 현재에 충실하며 시간이 지나면서 충실히 지낸 현재가 과거로 채워진다. 그 전의 과거는 추억으로 아련히 기억되며 삶의 지혜를 제공하는 좋은 거름이 된다.

병이란 나의 일을 다른 사람이 하게함으로서 스스로 해야 할 일을 하지 않을 뿐만 아니라 다른 사람 자신의 일도 못하게 함으로서 망하게 하는 것이다. 병이야 말로 모두를 망하게 만드는 제일 무서운 대상이다. 정신적 병이든지 신체적 병이든지 이겨내는 길은 자신이 스스로에게 주어진 일을 하고자하는 강한 의지이다. 건강한 육신으로 할 수 있는 여건이면서도 자신이 해야 할 일을 남에게 시키는 것은 병중에서 가장 무서운 게으름 병에 걸린 것이다.

어둠 속에서 자신을 학대하는 것으로 주위의 시선을 끌며 스스로 아무것도 하지 않는 병을 우울증이라 한다. 우울증은 과거를 위로하고 동정하지 말고 현재에 충실할 수 있도록 기회를 만들어 주고 진정한 사랑으로 감싸줌으로서 상처는 치유되고 미래의 희망을 품고 앞으로 나아가는 힘에 용기가 더하여질 것이다. 옛날에는 영토의 확장을 위한 전쟁과 내부의 권력다툼을 위하여 많은 사람을 필요로 했지만 현대에서는 경제활동을 위하여 직업에 따른 재능을 가진 사람들이 가장 많이 필요하다. 각 분야에 필요한 사람을 확보하기 위하여 교육과 모집을 하게 되는데 사람을 얻고자 할 때는 그 사람의 말을 잘 들어줘 마음을 싸야하고 교육을 시킬 때는 말을 많이 들려주어야 한다.

충성된 사람을 얻고자 하면 스스로 충성되어야 하고 안팍(內外)의 관리능력은 체질에서 나온다. 사람을 모우고 영업을 잘하려면 소음인을 쓰고 살림살이는 태음인에게 맡기며 새로운 것을 얻고자 하면 소양인이 잘하고 관리는 태양인에게 맡기는 것이 옳다. 사람의 마음은 변화가 무쌍하나 나아가고자 하는 길은 정해져 있어서 각자의 재능이 사람마다 다르다. 모든 사람은 필요한 재능을 타고난다. 그러므로 다른 사람을 부러워할 것이 아니라 자신의 재능을 발휘하는데 정성을 모우고 더 노력해야 한다. 주위를 돌아보면 좋은 것이 좋은 것만이 아니며 부족한 것이 부족한 것만 아님을 발견하게 된다.

행복은 나의 마음에 있다. 즐거움은 기쁨을 낳고 가난한 마음은 물질의 풍성함을 얻게 만든다. 만족하는 마음만이 행복한 마음을 허락한다. 인간의 형편과 처지는 변화한다. 공통적으로 변화하며 공통적 변화 안에게 개인도 변화한다. 변화하는 흐름을 직시하고 균형 있는 생각과 처신을 함으로 일신을 편하게 한다. 달려가야 할 때가 있고 멈춰서 기다려야 할 때가 있는 것이다.

현대의 바삐 돌아가는 삶도 결국에는 옛것과 조금도 다르지 않다. 큰 지혜는 큰 지식에서 나오고 작은 지혜는 뜻을 세우지 않아도 생각만으로 얻을 수 있다. 지식이 남이 남긴 것에서만 얻는 것이면 세상은 차별로 가득해 질 것이다. 지식은 차별을 허락하지 않는다. 자연의 모습과 스스로의 삶에서 얻는 것으로 공평해 진다. 지식은 공평하다. 생각이 짧을 뿐이다. 일찍부터 자신의 체질을 잘 알아서 영육(靈肉)이 강건하여 사회에 귀하게 쓰임받는 사람이 많아질수록 우리가 살아가는 이세상이 더욱 편안해 질 것이다.

⑧ 함께하는 글

　우리는 땅의 소중함과 하늘의 보살핌이 사람과 함께 하면서 반만년의 긴 역사를 이어와 오늘날에 이르렀다. 참으로 긴 여정(旅程) 가운데 살아남기 위한 지혜의 산물들이 쌓여 신분의 차별과 외침(外侵)의 고난에서도 질긴 생명력을 발휘한 민족의 승리이다. 그러나 오늘날 부자집 담장 밑에 천막을 쳐 놓고 옆의 부자집이 자기집도 부자로 만들어 줄 것처럼 오해하며 몇 푼의 돈이 긴 역사에서 얻은 지혜보다 소중한 것으로 착각하고 있지 않은지 상고(詳考)하자. 긴 역사와 전통은 무한한 힘을 기지지만 졸부는 순간에 망한다. 동서양의 문화가 단순하게 행위의 차이만 있는 것이 아니요. 사고(思考)와 문화, 언어 등 서로의 동질성을 찾기가 매우 힘든 부분이 많다.

　해가 뜨면 밝아져서 만물이 보인다. 그리고 해가 지면 모든 것이 암흑 속으로 들어간다. 낮이 밤을 보고자 해도 사라진 밤을 볼 수가 없듯이 동서양의 차이도 이와 같고 남녀 간의 차이 또한 이처럼 어렵다. 남자나 여자나 모두 사람이기 때문에 밤과 낮처럼 항상 함께 해야 하지만 그 중심은 알 수가 없는 것이다. 알지 못하면서 아는 체 하는 사람은 미련한 사람이다. 모르는 일은 하면 할수록 손해만 크질 뿐이다. 이처럼 남녀 간에도 모르는 것을 간직하고 서로 배워나가야 한다. 서로를 인정하는 동등한 위치에서 본연의 자세를 가지고 나아갈 때 상호 존중하는 마음을 가지게 만든다.

낮에 식물이 충실해지고 밤에는 식물이 자라듯 남자가 열심히 노력하여 거둬 들인 소득은 여자의 효율적 분배 능력에 의하여 가정의 성장을 이루게 된다. 현대사회는 산업이 다양해져서 여성이 담당해야 할 직업들이 생겨나 경제활동에서 얻은 물질들이 남녀 간의 역할에도 영향을 미치지만 남자는 장래의 계획을 구상하고 여자는 당면한 일들과 세밀한 계획으로 가정을 꾸려나가며 근력을 필요로 하는 가정에서의 일은 주저함이 없이 남자가 신속히 해주고 여자는 오밀 조밀한 일들을 징리하면서 일의 알뜰한 분담이 이루어진다면 오히려 거둬들이기 위하여 생기는 공백은 가정살림의 화목함으로 더욱 넉넉해 질 것이다. 친지와 천지신명에게 명세하고 한 결혼을 헌신짝처럼 버리는 가정이 늘어나는 것은 물질적 힘의 균형의 변화가 많은 원인을 제공하는 것을 볼 수 있다. 그러나 풍요로움이 모든 것을 채워 주지 못한다.

도마가 없어도 요리할 수 있고 칼이 없으면 가위로 칼을 대신 할 수는 있지만 불편함과 아쉬움은 짜증을 만들고 사고로 이어진다. 잠시 사용되는 도구도 이와 같은데 어찌 남녀의 가정 일에서야 두말 할 나위가 있겠는가.

다만 선택의 신중함이 필요하다. 남자는 여자의 선택을 받기 위하여 부단한 노력을 한다. 여자를 위하여 모든 것을 희생 할 것처럼 대단한 열정을 보인다. 반면에 여자는 신중하며 감정을 억제하고 지켜보면서 선택의 가부(可否)를 결정한다. 결국 선택하는 쪽은 여자이다. 평생을 함께하며 동거동락(同居同樂)할 상대를 고르는 일은 쉽지 않기 때문에 지독하게 고르고 골라야 한다. 가문의 혈통과 문중의 풍습과 전통, 혈통에서 보는 건강한 유전자의 보유여부와 현재의 건강상태, 가족 구성원들의 사고와 즐기는 것이 무엇인지 살피는 것은 나의 긴 인생여정의 문제이다. 이처럼 어려운 선택의 과정을 거쳐 결정하여 선택했다면 선택에 대한 책임도 함께져야한다.

선택에는 책임이 따르는 것이다. 상대도 선택받지 않았다면 다른 선택을 할 수 있는 선택권을 빼앗기 때문이다. 그러나 현대의 버리는 습관이 책임감마저도 마비시킨 것인지 이혼이라는 무책임의 결과가 너무 흔하다. 결정하기 전에 먼저 지나간 날들을 돌아보자. 조금만 더 신중해지는 지혜가 아쉽다.

지금까지 옛것에서 현재의 앞으로 나아가는 힘을 찾고자 부단한 노력을 했다. 아주 오래전의 옛것들이 정리되어 현대의 새로운 것들을 다른 새로움으로 탄생시켜 오늘날에 이르렀다. 달구지가 자동차가 되고 물레방아는 모터가 되었으며 석빙고는 냉장고로 만들어졌다. 옛적부터 입었던 옷의 모양에서 체질을 발견하고 체질에서 건강한 삶을 길을 찾는다. 체질에 따른 병증의 치료를 위한 약재의 처방전이 없을 리가 있겠는가. 그러나 기록하지 못하는 것은 혹시라도 오, 남용될까 염려함이요. 한의의 영역

나를 알게 하는 재미있는 체질이야기

에 누가 될까 염려되어 미뤘다.

　누구나 가지고 있는 체질이면서도 오해와 편견과 무지함이 고학력(高學歷)의 사람들로 지식이 넘쳐나는 세상에 가당치나 한 말인가. 수 없이 많은 각종의 건강관련 서적들이지만 각자의 지각에 따라 쓰여 졌음에 주의해야한다. 체질의 이해로부터 자신을 바로 알기를 바라는 마음에서 우리가 살아온 역사인 옛것을 빌어 현대를 설명하고자 애썼다. 부족하고 모자라는 부분은 함께 보완하고 고쳐나가기를 원한다. 쉽고 간단하며 명료하여 건강한 밥상에 올려 진 밥과 맛난 반찬처럼 여러분의 가슴에 자양분이 되는 쉽고 좋은 글로 채우기 위하여 노력한 민큼의 결실을 기대한다. 인생이라는 산을 오른다. 멀리서 바라볼 때는 별로 크게 느끼지 못했던 나무들이 하늘을 찌를 듯이 높이 솟아 주눅이 들게 하더니 산의 정상에는 초라하고 키가 조그만 나무만 가득하다. 그러나 정상의 좁은 꼭대기처럼 스스로 높은 것을 경계하고 겸손한 모습으로 다가오는 것은 긴 여정에서 얻은 기쁨이리라. 오늘도 땅을 밟고 서서 지혜로 다스리며 머리에 하늘을 이고 하나님을 경배하며 열심히 살아가는 자들에게 건강을 주셔서 만물의 풍성함을 얻을 수 있도록 축복하여 주소서.

| 홍기근

- 대한창구사협회 회원
- 아픈 사람이 없는 사회를 원하는 사람
- 향존 대표

나를 알게 하는 | 재미있는
체질이야기

초판1쇄 인쇄 2014년 6월 20일
초판1쇄 발행 2014년 6월 25일

저   자 홍 기 근
펴 낸 이 임 순 재
펴 낸 곳 **한올출판사**
등   록 제11-403호
주   소 서울시 마포구 성산동 133-3 한올빌딩 3층
전   화 (02)376-4298(대표)
팩   스 (02)302-8073
홈페이지 www.hanol.co.kr
e - 메 일 hanol@hanol.co.kr

값 **15,000원** ISBN 979-11-5685-009-0